送給所有相信另類療法，自
然療法，能量療法，生物共振，
量子醫學的您！

別人笑我太瘋癲，
我笑他人看不穿。

Winnie Leung

《排毒 100 問》

作　　者：Winnie Leung 博士

封面設計：Winnie Leung 博士
內文設計：Fai
攝　　影：Kit Chan @ KC Creative

出　　版：今日出版有限公司
地　　址：香港 柴灣 康民街 2 號 康民工業中心 1408 室
電　　話：(852) 3105 0332
電　　郵：info@todaypublications.com.hk
網　　址：http://www.todaypublications.com.hk
Facebook 關鍵字：Today Publications 今日出版

發　　行：泛華發行代理有限公司
地　　址：香港 新界 將軍澳工業村 駿昌街 7 號 2 樓
電　　話：(852) 2798 2220
網　　址：www.gccd.com.hk
出版日期：2022 年 7 月

印　　刷：新世紀印刷實業有限公司
地　　址：九龍 土瓜灣 木廠街 36 號 聯明興工廠大廈 3 樓 B1–B3 室
電　　話：(852) 2264 6763
電　　郵：info@newprinting.com.hk

圖書分類：美容健康 / 健康飲食 / 健康管理 / 養生法 / 其他療法
初版日期：2022 年 7 月
ＩＳＢＮ：978–988–78455–3–9
定　　價：港幣 188 元 / 新台幣 830 元

聲明

本書所提供的訊息僅供參考，並無意取代傳統西醫或其他健康照護專業人士所提供的建議。本書內容不該用於任何健康問題的診斷或治療用途，所建議的食療亦不可當作任何藥物處方或其他治療方式。在開始進行任何飲食、運動、營養、能量或精油輔助療法前、或接受任何藥物治療前、或懷疑自己健康出問題前，或任何已知道自己健康出現狀況如：懷孕、各種疾病等，請務必先徵詢健康照護專業人士的意見。

序

健康和保健一直是我日常生活的重要部分，若干年前我被診斷出患有 II 型糖尿病時就變得更加重要。2011 年，我與一位著名的研究人員合作，開發了一種卓越，完全用作排毒的藥用級蘋果果膠，隨後世界知名的研究學者 Dr. Michael Nobel（邁克爾·諾貝爾）博士對其功效更表示認可。

我花了很長時間研究真正自然、安全、有效的排毒方法，當我遇上 ProPectin 蘋果膠時，我意識到一件非比尋常的事情 – 這對我來說是改變了遊戲規則，我知道找到合適的產品能夠全球性地改變許多人的生活。

最初它是為切爾諾貝利的有害輻射以及福島核災難而創造來將人體內的 Cesuim-137 移除，但它對我個人來說也具有難以置信的銳變性影響，因為我與糖尿病的鬥爭似乎被療癒好時，實在令我感到相當驚訝。我意識到，實施自然排毒將成為我健康旅程中始終如一的部分。這使我致力與他人分享這寶貴的療法，也是我致力追隨的一項重要任務。

當 Winnie 來到保加利亞時，我有幸見了她。當時她已經是該產品的粉絲，並在幾天內親自參觀和了解我們的生產廠房與辦公室。

我和她對跑車的熱愛讓我們馬上有了共同的聯繫，但她作為自然療法醫師的專業知識和對自然排毒益處的熱愛，讓我們的相識變得更有價值，我亦深信她說的話都值得被信賴！

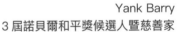

Yank Barry
3 屆諾貝爾和平獎候選人暨慈善家

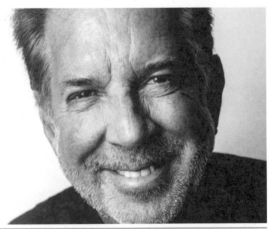

Preface

Health and wellness have always been an important part of my everyday lifestyle, becoming even more vital when I was diagnosed with Type II Diabetes several years back. In 2011, I collaborated with a well-known researcher who helped develop a remarkable, pharmaceutical-grade apple pectin entirely dedicated to detox, which was subsequently endorsed by Dr. Michael Nobel for its efficacy.

Having spent extensive periods of time researching truly natural ways to detox that were also safe and effective, I realized we were onto something extraordinary when I was introduced to ProPectin. This was a gamechanger for me, and I knew that finding the right product had the capability to change the lives of many others on a global scale.

Originally created and intended to remove Cesuim-137 out of the body's system due to harmful radiation from Chernobyl as well as the Fukushima disaster, it was also incredibly transformative personally. I was astonished when I was seemingly cured of my battle with Diabetes and for that, I recognized that implementing natural detox was going to be a consistent part of my journey.

Since supplies of ProPectin are limited because the dietary fibers are harvested only from apples grown in eastern Europe, this makes my dedication to sharing this invaluable therapy with others, a mission-critical cause I'm dedicated to follow.

I had the privilege of meeting Winnie when she came to Bulgaria , she was already a fan of the product, and was able to visit our production plant and corporate offices in person, over several days.

Right away I knew our love of fast cars gave us a common connection, but her expertise as a nutritionist and mutual love for the benefits of natural detox, made our acquaintance even more valuable and why her words can be trusted !

Yank Barry
3 Times Nobel Peace Prize Nominee & Philanthropist

Contents

Chapter 03 – We are all in this together
原來我們在毒海浮沈_____

Chapter 04 – Toxins toxins everywhere
每天毒你多一些_____

Contents

Chapter 05 – Detox Made Easy 簡易排毒法門_____

Chapter 06 – Emotions Detox 情緒排毒_____

Contents

"Your perspective is always limited by how much you know. Expand your knowledge and you will transform your mind."

「你的觀點永遠被你知道的限制。擴展你的知識，才會轉化頭腦。」

Dr. Bruce H. Lipton
布魯斯·立頓博士

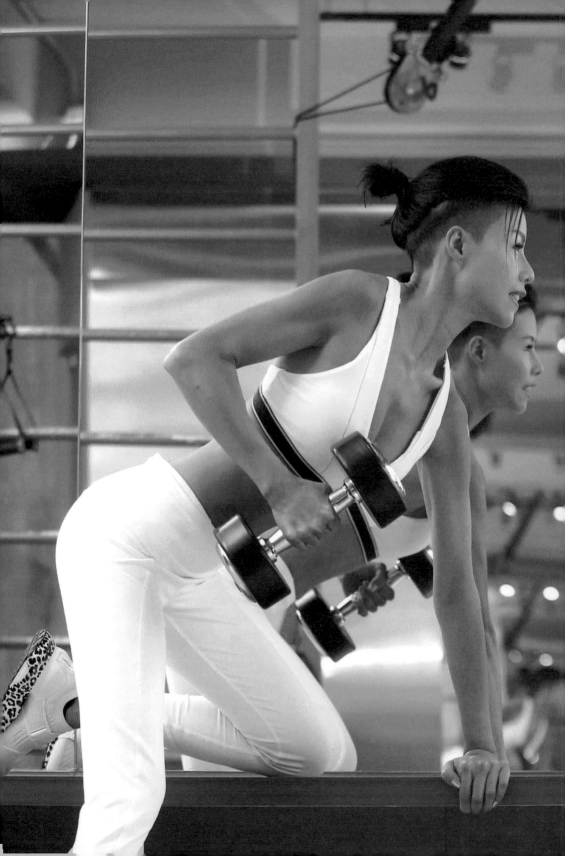

#ImFITT

001
什麼是排毒？

人類每天也被各種不同毒素圍攻：衣食住行、空氣、環境、身體系統裡面累積的毒素皆會直接引發疾病產生，導致身體不適－如：產生過度的炎症、中毒、長期疲勞、腦霧、痛症、消化問題、各種過敏、頭痛、自體免疫性疾病、偏頭痛、哮喘、胃酸倒流……等症狀。因此把器官（肝、腎、膽、腸道、肺、皮膚）優化並排出毒素可有助：

- 提高身體整體運作；
- 支援細胞更生；
- 平衡炎症；
- 健康、定時、無痛的排便；
- 消除肚脹感；
- 強化消化系統；
- 減低過敏或令它消失；
- 提升身體能量；
- 平衡情緒；
- 改善睡眠；
- 增強免疫力；
- 啟動各排毒器官活力
- 長壽

簡單說，排毒就是把任何不屬於或不應該留在身體系統，以及會防止身體達到量子物理學所講的「Zero Point」（零點能量）的物質排走。零點能量即是以最低的消耗得到排走毒素之最高產量。如果身體達到或接近這個零點能量，細胞共振的頻率便能排除所有不屬於或不應該留在體內的一切。

疾病都是在酸性、低氧的細胞環境內產生，這是基於各種充滿毒素又不營養的飲食、情緒毒素以及不健康的生活習慣所致。如果可以持續有效地把體內毒素排走，慢性疾病就無法存在。

不過，排毒既不是魔法也不是奇蹟。排毒效果往往令人嘖嘖稱奇是因為身體自癒機制重新被啟動，把身體與生俱來設計要做的工作有效地做得更好吧！

在筆者而言，排毒有兩個方向：

1) 不完全要把體內的垃圾統統挖出來才叫排毒，而是多關注把什麼放進身體；

2) 通過溫和的排毒法，重新啟動身體自癒能力所缺失的部分，從毒害的生活中調整過來，從而得到額外好處包括：減掉身體多餘脂肪、平衡體內胰島素及血糖、平衡血壓、強化消化腸道系統等。

> 切記：排毒真正目的並不是為了徹底「清理門戶」，而是透過合適的清理去平衡身體、啟動細胞自癒機制，重新建立免疫系統健康，令身心感到喜悅、自由。

002
毒從哪裏來？

最常見的 6 個毒素來源：

1) 重金屬

不單是鉛、砷、汞、鎘、錫、銻之類，還有某些失衡的礦物質。比方說，如果體內的鐵、硒、銅含量太高，就會造成氧化壓力。氧化壓力好比身體一個生鏽過程，累積太多就會導致疾病出現。雖然氧化壓力是生命一個很正常的過程，但排毒的目的就是把導致氧化壓力累積的物質清除、減少氧化壓力出現和降低其速度。

而重金屬會冒充提體內重要的營養，因此它們才有機可乘留在體內細胞和器官裡累積，令身體誤以為它們是鈣、鎂、鋁或者鋅之類的礦物質，所以只能靠螯合療法才能去除重金屬。

2) 能量場污染物

主要來源有紫外線和輻射。核能發電廠、核武測試等一直無聲無色地污染著海水和農作物；建築用料如花崗岩石；牙醫用不同型態的放射線；微波爐；智能電子用品所發放的非游離輻射，皆無處不在。
(請參閱本書第 15 問《輻射哪裏來？》)

現今社會，隱形污染是危害健康的最大威脅，因為大家時時刻刻都暴露於很高的非游離輻射裡面。打開你的手機，看看有多少無線網路連接點在準備隨時候命你就知道了！

2011 年，世界衛生組織把電磁場輻射列為可致癌物，跟鋁、汽車廢氣、氯仿屬同一等級，我們的健康真是岌岌可危。

3) 持久性有機污染物

英文簡稱 POPs – 所有化學物質、殺蟲劑、農藥、氟化烴、苯、有機磷,還有它們的殘餘物;西藥、抗生素、疫苗、流感針、化妝品、護膚品……等等,所有不應該在體內的化學和合成物質。

大家每天都接觸這些物質,例如現在很多蔬果都含有一種叫 glyphosate(草甘膦)的除草劑。2015 年,世界衛生組織已宣布草甘膦可導致人類患癌,並把它列為 2A 組致癌物質。而「Roundup」這全球最大的除草劑品牌,正影響著全球人類的健康,因為它母公司旗下的食物製造商都是生產跟普羅大眾生活息息相關的知名品牌!遺憾是,縱使有 64 個國家已經有基因改造食物標籤法,然而美國、中國及香港等還未有嚴格的監管。

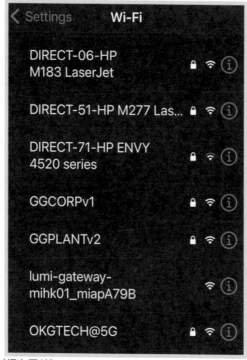

(網上圖片)

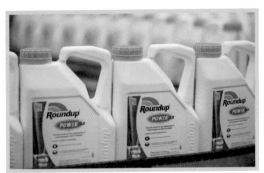
（網上圖片）

　　除了食物，大家別忘記食水也是非常「毒」的。除了基本附送的氟化物外，另有很多重金屬「加料」！此類物質會黏在體內，導致慢性炎症和肥胖等。

4）有害微生物

　　細菌、病毒、螺旋體門、支原體、酵母、寄生蟲等，都是「機會主義者」。當自身免疫力夠強壯不會受到太大影響，反之就會製造機會讓它們增長或擴散。

5）淋巴毒素

　　淋巴系統是體內一個垃圾過濾器，負責把各器官的垃圾排到淋巴結那裡去。人體大概有 600 個淋巴結遍佈全身，必須通過特定的活動（如：運動、按摩）把垃圾推走再透過排尿來完成排毒過程。

　　傳統西醫是不同意淋巴治療的。他們的做法是把淋巴系統切除、用放射性療法、或做任何入侵性程序去毀滅它，但就是不會去徹底治癒它。

6) 情緒和心理毒素

　　某程度上，人人也背負著一些情緒包袱－包括來自童年的抑壓、創傷，甚至在子宮裡面時已經在吸收這些毒素。Epigenetic（表觀遺傳學）已說明有基因記憶這回事，部分的情緒和心理毒素早已埋藏在 DNA 裡，而且是一代傳一代的。

　　人類有意識部份只是認知的 10%，每秒有 200 bits 資訊經由意識層面去處理，然而潛意識層面每秒在處理是 4 億bits 資訊！ 換句話說，潛意識在我們未必（或不會）意識到的情況下在控制著很多情緒。*（請參閱本書第 82 問 《情緒毒素哪裏來？》）*

　　理論上，人體是可以處理進入體內的垃圾與毒素，但由於現今環境化學污染實在太多太誇張，身體本身的排毒機制已不能有效應付。根據環保組織 Environmental Working Group （簡稱 EWG）指，在美國有接近 85000 種化學物質被政府批准使用，而這個數字還在飆升。

003
誰需要排毒？

每個人也好毒，任何人也需要排毒。

有些人的體質應付毒素能力較佳，能快速和有效地把毒素排出；有些人則基於不同原因出現清理功能失調，日復日把各種有害物質累積體內。除了環境毒素，亦會因為生活壓力、睡眠不足等製造內在形成的毒素。

人體本來就有一套精密的排毒設計－肝、腎、肺、脾、淋巴和皮膚等排毒系統，通過排尿、排便、排汗，女士還會透過經期來排出廢物，如果任何一個排毒口受到阻塞，另一個排毒口就會擔起重任。所以，人體本應是能夠進行自然排毒的。無奈大家每分每秒都在吸入毒素，如果不進行額外排毒的話，到體內累積太多垃圾便會引發各種惡疾如癌症、糖尿病、心血管病、腎衰竭、阿爾茨海默氏病 …… 等等。

如果一天吃 3 餐但每天卻沒有排 2-3 次健康的大便，已代表身體積聚不少毒素，需要進行額外排毒。別以為每天有 1 次大便叫「正常」或者「很好」，那其實已經算是便秘了。

　　只要意識到毒素的存在和存在哪裏，就可以重新選擇飲食和生活習慣，每天開始逐漸排除毒害健康的物質，一點一點的去排毒，就不用突然很密集去進行天翻地覆的排毒療程，把身體整個系統嚇到，然後出現不必要的排毒反應。

004
傳統西醫不多講排毒？

從西醫角度來說，人體不適是由細菌或基因問題導致。因此，數以萬計的疾病只能透過藥物和動手術把病菌殲滅 。

西醫不推崇排毒的典故，要追索到 19 世紀的法國。當時有兩個南轅北轍的門派－分別為飲用牛奶的巴斯德消毒法發明者 Louis Pasteur（路易‧巴斯德）的「細菌理論」，及 Antoine Béchamp（安東尼‧比尚）的「細胞理論」：

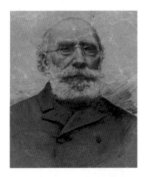

Louis Pasteur 「細菌理論」

細菌與病毒是疾病成因

要健康必需把細菌與病毒殺死

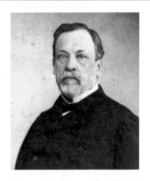

Antoine Béchamp 「細胞理論」

細菌本質是機會主義 － 只有寄主的組織受到損壞或願意妥協，才透過症狀顯現出來。感染只是不適的結果，並非成因；低氧、酸性的細胞環境是由有毒、缺乏營養的飲食、毒害的情緒及生活習慣造成

通過排毒、飲食、衛生與健康的生活習慣才能擁有健康

最後當然是「細菌理論」贏得社會認同，也造就了很多藥廠通過發明專利藥物、抗生素、疫苗等來對抗病毒病菌以賺取極高利潤。由於透過「排毒」啟動身體自癒機制是個完全相反的做法，在一片利益衝突裡，如果排除毒素身體就會健康起來便等於醫藥業完蛋了，那就更不用提倡了吧？！

有說，路易·巴斯德於臨終前聲明放棄「細菌理論」並承認安東尼·比尚的「細胞理論」之真確性，但不管如何，排毒這概念已有逾千年歷史，傳統中醫理論就是建基於全身調理與排毒，而不是單單處理症狀的；大部分宗教文獻說的齋戒，也是排毒方法一種；印度古老的醫療技術 Ayurvedic（阿育吠陀）亦是運用大自然智慧的排毒法。

跟傳統西醫說「排毒」，他們也許只會給個白眼說沒科學根據，因為他們真的未必懂，事關醫學院裡沒有教。

而筆者費解是為什麼大眾會盲目相信傳統西醫所提倡的所有？

難道每個疾病背後只由某種特定或單一病毒或細菌產生的嗎？

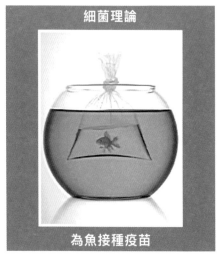

細菌理論

為魚接種疫苗

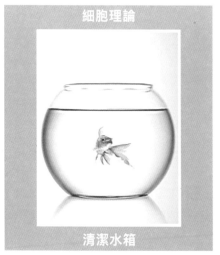

細胞理論

清潔水箱

005
排毒有副作用？

　　天然排毒方法目的是把失衡的器官優化至平衡，因此本身是沒有副作用的。但有些人於排毒期間，有機會出現排毒反應。

　　由於排毒過程中，積聚的毒素、細菌、病毒、有害生物會死亡及被沖走，身體在進行清理時出現 Dr. Karl Herxheimer 於 1800 年代形容為 Herxheimer reaction（現被統稱為 healing crisis／好轉反應），出現短暫性不適。然而這些不適其實是療癒跡象，也意味著身體開始在清理及努力適應過量毒素一下子被釋放的反應。

　　常見的好轉反應包括頭痛、肚脹、嘔吐、腹瀉、身體疼痛、發燒、皮疹、咳嗽⋯⋯等，代表調整正在進行中，是身體正在清除垃圾與大量毒素導致不平衡現象，排毒反應過去後身體就會好起來，因此不用懷疑是否排毒無效。

綜合筆者應診的經驗，導致好轉反應的原因大致有：

1 體內積聚過多毒素，排毒進行或開始服用營養保健品時，額外毒素會陸續被排出，但有機會凝滯在結腸。即使進食高纖食物也無法把垃圾排出，身體排毒機制又未夠快速去處理它們，於是使毒素又重新被身體吸收

2 身體把過多不要的毒素、病毒、細菌、寄生蟲等病原體排走，它們亦同時因突然死亡釋放更多毒素。身體面對突如其來的衝擊，反應不及並刺激免疫系統努力加速來配合清理行動所致

3 在未清理好體內的有害生物（寄生蟲、黴菌、念珠菌、病毒等）而採用果汁排毒療法，令體內系統進入一個慢性過酸的狀況。由於身體的酸鹼度本來已處於失衡狀態，有害生物又不停在分泌更多垃圾如：Isopropyl alcohol（異丙醇），Phenol（苯酚），Lactic acid（乳酸）出來，再配合果汁排毒的話，就太 over 了

4 五臟六腑功能未夠強壯去應付密集的排毒過程，反而弄巧反拙。例如心、肝、脾、肺、腎本身還未平衡，排毒期間有機會令毒素透過人體最大器官 皮膚那裡排出，出現疹子

5 身體缺乏某些元素（如：酶，脂肪酸之類）來配合排毒期間所服用的保健品

6 心理、能量、靈魂層面把過多抑壓或積聚的情緒毒素排出，刺激身體和整個磁場過度反應所致

　　一般而言，排毒開始時出現短暫和少量的不適感是不應該被嚇到。這時候往往是信心的一個試煉，只要有值得信任、專業且關懷的團隊適時地處理，千萬別放棄，放心跨過去！

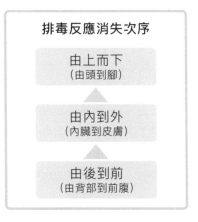

排毒反應次序	排毒反應消失次序
由上而下（由頭到腳）	由上而下（由頭到腳）
由內到外（內臟到皮膚）	由內到外（內臟到皮膚）
由後到前（由背部到前腹）	由後到前（由背部到前腹）

006
人人都會出現「好轉反應」？

　　不一定。只不過在這數年間，當賣產品的無良商戶接到客人使用後出皮疹或身體有狀況，就一律解釋作好轉反應，繼而令這 4 個字被濫用和令人存疑。

　　好轉反應一般是短暫的，大概只維持數天，但當然也有例外，可長達數星期。

哪類人較容易有好轉反應？

- 體內累積過多化學物質，如：食物添加劑、農藥、荷爾蒙、抗生素、類固醇和各種西藥
- 正處於免疫力增強階段並與疾病或病變細胞對抗中
- 屬過敏性體質
- 五臟六腑本身比較失衡，甚至已出現症狀
- 身體或情緒曾經歷重大創傷

若出現好轉反應：

- 喝多點溫水（每天最少 2 公升）
- 多休息、讓身體自癒機制更好發揮
- 增加排便次數（可吃益生源＋益生菌）
- 使用療癒級精油
- 泡熱水澡，再多喝水
- 別再放額外毒素入身體（如：藥物）

每天多注意飲食和健康習慣，就可以輕輕鬆鬆逐步排毒，不用搞一場甚為「激進」的排毒療程。但人是奇怪的生物，有些人出現好轉反應時會大為緊張，又有些人因為什麼感覺也沒有就擔心自己有問題或產品沒效用！筆者勸喻各位，別刻意追求排毒反應或必須要立即看到有戲劇性轉變的快感。多留意自己氣色、排便、皮膚、精神是否有改善，因為那些才代表身體已在慢慢調整中的好消息啊！

　　也得提醒，如好轉反映情況令你感到太過焦慮太過不安，也請運用常識，認為需要尋找醫護人員資諮詢的話，也就去吧。不過要有心理準備，傳統西醫給的意見跟這本書說的會是非常不同的方向，甚至有機會是南轅北轍。

排毒反應 VS 過敏

一般來說，排毒反應需要點時間（數天）才會對身體產生變化；但過敏反應會在一迅間發生

如果身體出現皮疹，排毒反應會紅但不腫，會癢但不至於好痕要不停抓；又紅又腫又癢是過敏反應機會比較大

排毒反應經過約 2 週到 3 個月後會逐漸好轉；但過敏反應只會變得愈來愈糟糕

好轉反應參考表

身體本身已有狀況者，排毒期間有機會出現的好轉反應包括：

症狀	好轉反應	備註
帕金森症	四肢抖動減少	挺明顯的
頭痛，偏頭痛	睏、頭更痛	打通血氣，可維持1週到數週
頭部血管阻塞	暈眩、天旋地轉	可持續約 2 星期
眼部問題	眼澀、眼乾、流眼水、視力模糊、眼紅（帶血絲）	視力模糊者會改善
鼻竇炎	鼻涕排量增加、帶血絲	打通鼻腔微絲血管
鼻咽癌	鼻子或耳朵流出臭的液體	
鼻敏感	鼻塞、打噴嚏次數更多	
面部神經痲痺	開始時會更麻、眼澀	
痘痘、斑	起初稍為增加，逐漸好轉	
皮膚病、濕疹	初期更癢或會更多疹	排毒期間症狀會稍微加重，調整期可長達 3－6 個月才穩定地正常起來
甲狀腺失調	乏力、睡不好、心悸	
血液循環失調	頭暈、全身酸痛（尤其小腿）、痲痺	
高血壓	頭重	可持續 1–2 星期
中風	頭痛、肌肉繃緊、手腳痲痺、感覺不適	先麻後痛再感覺瘦
心臟失調	心跳加速、心悸、胸口悶、冷汗、心絞痛、發燒、血壓降低、肩背痛、昏眩、臉色蒼白	
血管硬化	胸悶、全身痠痛、頭暈	
膽固醇，三高	頭暈、機頭繃緊、全身痠痛	血脂溶解進行中
呼吸道／肺功能失調	咳嗽且黃痰增多、氣喘、喉嚨不適、胸悶	
肺癌	咳嗽帶血、大量膿痰	
慢性支氣管炎	頭暈、口感、痰多但咳不出來、聲音沙啞甚至失聲	
哮喘	更喘、咳嗽、大量膿痰	開始時或會發作
肝失調	吐氣、嘔吐、口肝、昏睡腰痛、皮癢、皮疹	免疫系統功能提升，清血中
肝硬化，肝腫瘤	肝功能指數升高、皮膚反黑、口渴、皮膚搔癢、皮疹、皮膚出斑、牛皮癬	GOT，GPT，AFP 指數，可持續膚月
腎虧	眼澀、眼乾、流眼水、視力模糊、腰痠背痛	可持續 2–3 個月後平穩，有機會眼水較油

好轉反應參考表

症狀	好轉反應	備註
腎失調	腎位置疼痛、排尿量多、尿液顏色不同、水腫、嘔吐、肚瀉、疲勞、血壓上升、沒精神	可持續數星期
腎結石，膀胱結石或腫瘤	疼痛、尿血	
胃部不適	胸口發熱、沒胃口、胃痛	
胃癌	胃部灼熱、嘔吐	
胃潰瘍	潰瘍位置疼痛	絨毛組織在更新
大腸癌	嚴重下痢、回覆精神、體重回升	
縮便堵塞	肚瀉、排便又黑又臭、肚漲、腸胃絞痛	
便秘或肚瀉	便秘的更秘、肚瀉的會拉更多；	大腸內膜調整中，可維持 1－2 個月
子宮內膜移位、子宮肌瘤、朱古力瘤	牙肉腫痛、口腔爛、腰痠背痛	可持續 1 個月
子宮虛寒	月經量增加、經痛、月經有血塊	
生理期綜合症	私密處搔癢、分泌物增加、出血、亂經	
痔瘡	腫痛、短暫性出血	可持續 1 個月
膀胱癌	發炎流血、尿血	
坐骨神經痛	更加痠痛	血栓溶解、行氣活血、經絡被打通，可持續 2－3 個月
淋巴腫瘤	淋巴位置紅腫、疼痛	內部組織被排出來，可持續 3 星期
血氣不順	胸悶、有淤塞的舊患復發	
貧血，低血壓	頭痛、失眠、心跳加速、昏眩血壓突然身上、流鼻血、肩痛	
血癌	胃部不適、口乾、奪門、背部疼痛	
痛風	關節位置腫脹、發熱、痛、小便混濁	首兩星期會較痛、首幾天身體乏力
類風濕關節炎	腰痠背痛、肌肉僵硬、初期關節痠痛	可持續 3-6 個月之後回覆正常
關節炎，風濕	神經痛、腫脹、發熱、疲累、身體僵硬	
皮膚過敏	蕁麻疹、腹瀉、肚痛、發熱、耳鳴、排便增加	
更年期	各種症狀初期可能增加	停經後有可能再度來經
肌肉	短期痛楚增加	很快會減緩
脂肪瘤	流膿、流出臭的液體	可持續 1-2 個月之後健康回覆正常

好轉反應參考表

身體本身沒狀況，在排毒調整期間有機會出現的好轉反應：

好轉反應	原因	備註
頭痛	頭部血液循環不良、神經系傳導不良、情緒排毒	短暫性，切忌吃頭痛藥
頭癢	新細胞生長加快被細茵感染的頭皮脫落	
眩暈	貧血、內耳不平衡	
眼屎	眼睛內循環活動加強，把垃圾推出	
耳鳴	血液循環不良、神經傳導不良	
流鼻血	末稍血管脆弱、或者細菌感染	
口乾	細胞活動增加	
咳嗽，多痰	肺部細胞功能活化才有力把痰排出	
心跳加速	貧血、心臟健康不平衡	
腰痠背痛	腎臟失衡、骨骼神經受壓、過胖、子宮機能失調	
胃痛	胃或十二指腸潰瘍	短暫性
小便多	腎臟、膀胱、胰臟、神經系統失衡、糖尿	
小便混濁	蛋白質流失	
尿酸高	累積體內的尿酸排放中	
血尿	腎或膀胱有結石，結石開始鬆脫或排出	
放屁	腸蠕動改善中、腸道細菌死亡排出氣體	
大便臭	細胞毒素排放中	
大便帶血	大腸有瘤、痔瘡	持續兩星期請看醫生
下痢	大腸失衡	通常一天幾次
肚漲	腸道失調、不夠酶分解纖維	
月經不停	子宮內血管脆弱或有瘤、感染	持續兩星期請看醫生
子宮痛	內膜移位或有增生	持續兩星期請看醫生

好轉反應參考表

好轉反應	原因	備註
手腳麻痺、刺痛、觸電感	末稍神經傳導血液循環提升	是好現象
抽筋	神經系統失衡並在調整中免疫力增強後白血球吞噬皮	
皮膚癢	下細菌或毒素、腎失衡、毒素回流導致（例如：風疹塊膽汁回流，代表膽失衡）	
體重下降	免疫力增強後巨噬細胞吞噬多餘脂肪	
高血糖	細胞內殘餘糖粉排放中	
高血壓	血液循環提升但血管阻力仍在	巨噬細胞活化把血管壁的脂肪排出後，自然會下降

007
你說有毒的，
為什麼專家卻說安全？

這個混亂，不是你的錯。

　　事實上，食品行業、政府、媒體、學者都向大眾發送被設計好且相互矛盾的信息。

　　全球有數萬億美元的食品工業正在發展，加工、製造、和提供各種食物到消費市場，而這數字跟人類患慢性疾病與肥胖的數字是條平衡線。在現今講求「即食」和「消耗」主義的社會風氣下，他們在製造成本低廉的「垃圾食物」以賺取巨額利潤，然後將私人利潤抵押於公共利益之上，令消費者身體遭殃。別忘記，世界最賺錢和最強大的工業之一正是藥廠呢！如果大家身體不健康，你猜誰會獲得最大利益？也許在一片金錢和各種利益輸送的關係裡，科學、政府的食品政策和媒體發放訊息都被嚴重干擾。

　　只要每次有些對食品和藥業不利的黑材料出現，總可以找到數以萬計對抗黑材料的研究報告，連政府機關也會出來護航。消費者隨便在網上搜尋資料的話，大部分網站也說那些黑材料是在亂說，是沒有根據，繼而再搬出大堆科學論證來駁斥。然而大家沒想清楚是：那些研究報告，以及在網路搜尋器頭數十頁找到相關資訊背後所需的龐大費用又從哪裡來？又是誰資助的呢？

在筆者修讀自然療法的過程中，不難發現很多所謂調查報告背後的資助者，正正就是跟食品製造廠和藥廠有著千絲萬縷關係的組織。

諷刺是，那些大財團將利潤私有化後卻把成本社會化。在全球很多地方，納稅人對加工食品原料的農業作出補貼－如小麥、玉米和大豆等提供法案；為貧困人口提供劣質加工食品和食水；更通過醫療補貼或國家醫療計畫來支付由那些食物或藥物所引起的種種慢性疾病之費用；還有種植基因改造農作物或者用有毒殺蟲劑、除草劑等令土壤退化的成本⋯⋯ 等等。

筆者再不會盲目相信「*專家*」和政府的分析，因為整個架構看似並不是一個 Health「*Care*」System，而是充滿陰謀論要令人繼續生病的體系。筆者亦會建議大家多閱讀和分析來自正反兩面多方的資訊，運用自己的常識，相信自己眼睛和經驗，繼而成為自己的專家。

008
女人毒還是男士毒？

　　有這說法，是因為一般女性會接觸毒素的機會可能比較多：洗髮、染髮、塗指甲、化妝品、香水、皮膚和身體清潔用品、女性私密用品、染色衣物 …… 等等，一般人用在皮膚上的東西有 60% 會被身體吸收，而女士平均每天在不知不覺間把 515 種人造化合物放進身體！

　　皮膚是人體最大的排毒器官， 縱使本身會不斷進行新陳代謝，但底層脂肪有時會累積經皮膚所吸進人體的化學物質，而皮膚又不能完全阻隔全部的外來物。據說皮膚接觸物質的 0.5% 濃度就會被滲透到皮膚裡面，經由淋巴或血管進入循環系統，有些卻會殘留在皮下組織，要經過很長時間才能排走。

　　而皮膚狀態、年紀、毒素成份的分子大小、濃度、化學特性以及接觸量等等，也會影響人體對化學垃圾的吸收率。比如說：市面一般沐浴與洗髮產品含有大量合成界面活性劑、乳化劑、防腐劑、著色劑… 有說用的水愈熱，以上垃圾就愈容易進入皮膚。還有，如果皮膚受傷，皮膚角質層受到傷害就等於皮膚沒有保護，這時皮膚對垃圾的吸收率就不是0.5% 了。又比如說，角質層越薄的位置（眼睛、生殖器官周圍等），吸收率跟其它角質層厚的地方手、腳相比，可以有多 40 倍的差異！

化妝品和皮膚用品成分，很多被證實致癌及干擾賀爾蒙導致神經中毒。尤其在美國，化妝品上架之前不用任何批核，很多在歐洲禁用的成分在美國依然可以開宗明義放進產品裡的。女士們，妳每天又把幾多毒素吸進體內？

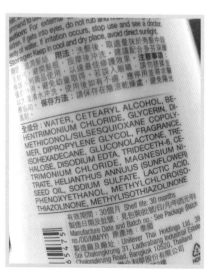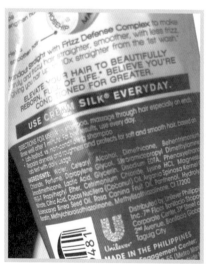

隨便在商舖拿起女性清潔用品看成份，發現好毒啊！

009
排毒＝減肥？

一說排毒，很多人會聯想到減肥。兩者之間固然有相同，但也有很多不同之處。

最不同的是焦點所在。簡單說，進行減肥或瘦身療程不一定排到毒，但排到毒就必然會瘦起來。

太多太多渴望瘦身的人總有個「弊病」，就是什麼都貪快！要馬上有效果！要急功近利！然後隨便買下一大堆完全不保健的瘦身「保健品」或參加昂貴的瘦身療程。在筆者寫美容專欄超過 16 年的經驗裡，任何市場推廣策略一旦跟瘦身有關，勢必得到極大迴響，這彷如是個金科玉律。

根據 2018 年 Global Weight Loss and Weight Management Market Report 分析全球減重及體重管理市場的研究報告指，在 2016 年體重管理業總值＄168.95 億美元，並預計到 2023 年時總值會超過＄278.95 億美元。隨著這本書很多章節的內容提及食物生產商如何精心設計讓消費者對不健康的食物上癮，肥胖人口數目恐怕只會持續上升。然而，胡亂去買瘦身產品，不管是外敷還是內服，只會為身體製造更多毒素。體重和脂肪也許會短暫性被丟掉，但最後還是會反彈的，因為那不過是治標不治本的方法。

排毒的焦點，該放在調理整體健康，透過清除生活上的垃圾從而清理自身，達至身、心、靈整合和身體各器官和諧運作的健康。在排毒過程中，耐性是必須的（也是「心」的一種排毒與鍛鍊）。為什麼排毒必會瘦起來？因為身體毒素的累積會導致腫脹、腸道不良等，而情緒毒素則有機會導致便秘、水腫、和製造體內很多堵塞。在筆者手上成功排毒瘦身的個案，是可以瘦起來而且效果往往出乎意料之外，亦不容易反彈。只要乖乖聽足指導，成功是理所當然啊！

　　那排毒一般需時多久呢？視乎每個人身體情況而各有不同。只能說如身體沒什麼大礙， 用 3 個月調理好器官，再用 3 個月去開始見證瘦身效果。**註：以上所說是透過量子調頻、優質保健品和自律的生活而做到的**

　　筆者於 2018 年開始用以上理念構思了一個全天然極低反彈，並顛覆坊間美容院或營養中心的瘦身計畫，找來 3 位超磅 XXL 客戶做試驗，效果大成功。翌年以「slim dream」推出市場，成為了健康瘦身的重要參考。*(請參閱本書第 98 問《安全瘦身圓夢：Mr. Chow & Erica》)*

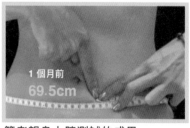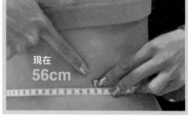

1 個月前
69.5cm

現在
56cm

筆者親身上陣測試的成果

010
對垃圾食物有心癮？

　　每次有人皮膚出狀況來找筆者求救，老生常談當然會要求他們戒口。而最常聽到的回覆是：「哎呀，好難啊！」

　　難，是因為有所謂 food craving 的心癮。如果你經常對某類食物充滿著莫名其妙的慾望，其實往往並不是真的想吃，而是因為體內缺乏某些物質須要被填補，或是體內積聚了的一些微生物（如：黴菌、念珠菌之類）要我們繼續飼餵它們，於是感覺就像中了「魔咒」一樣，朝思暮想很想吃。如果懂得拆解「魔咒」，便可作出一個較健康的不同選擇。

　　飢餓感跟心癮不同。前者是為滿足生理需要，是身體需要補充食物來維持基本需要而發出的訊號，吃飽便沒事。但後者，是有特定需求，而且是對某些物質有特定需要來填補心癮，吃後有種被慰籍甚至歡愉的快感，愈吃愈停不了。

　　要數最受歡迎令人上癮垃圾食物，非甜食莫屬。高糖份食物是排在上癮食物全球首位。如果你常有嗜甜的心癮，可能是身體對你發出訊號說需要補充 Sulfur（硫）、Tryptophan（色氨酸），和 Chromium（鉻）等礦物質。既然如此，只要吃蘊含以上礦物成分的健康食品就安全得多了。

硫對身體的作用，能有助對抗細菌和預防體內積聚有毒物質，也對筆者的結締組織和對保持皮膚結構健康好重要。十字花科的蔬菜如西蘭花、椰菜、羽衣甘藍、白菜、椰菜花、白蘿蔔、大頭菜、魚、家禽類食物、果仁、長豆類食物、雞蛋、蒜頭、洋蔥、韭菜等都是很好的選擇。

而含有豐富色氨酸的食物有：果仁和種子（亞麻籽最多）、豆類、豆腐（雪藏豆腐乾最高）、紅肉（兔肉最高）、雞肉、火雞肉、魚（大比目魚）、和雞蛋等；含豐富鉻的食品則包括：貝殼類海產（青口及蠔）、果仁、梨子、蘋果、香蕉、西蘭花、提子汁、豬排等。 配合吃維他命 C 可以令身體吸收鉻吸得更有效。

最受歡迎令人上癮垃圾食物第二位，是碳水化合物，筆者以前就屬這種了。每天一定要吃飯或者麵食才開心的，有機會是因身體缺乏 Nitrogen（氮）。氮是製造蛋白質和保持身體健康的重要元素，天天吃每 1kg 裡的 0.83g 蛋白質或體重的 2.2 磅便足夠。最簡單方法就是多吃含奧米茄 3 的魚類食物、去皮雞肉、火雞肉、鵝、鴨、牛，以上動物的內臟、還有菠菜、西蘭花、露筍和青豆。

垃圾食物當然還有油炸那些。經常嗜煎炸油膩食品的話，有機會是身體缺乏 Calcium（鈣）質；如果經常有心癮吃巧克力的話，就趕快補充 Magnesium（鎂）。鎂的健康來源分別有深綠色的菜、果仁、果籽、魚類、豆類和糖蜜。

下起心癮又起時，要吃對食物啊！

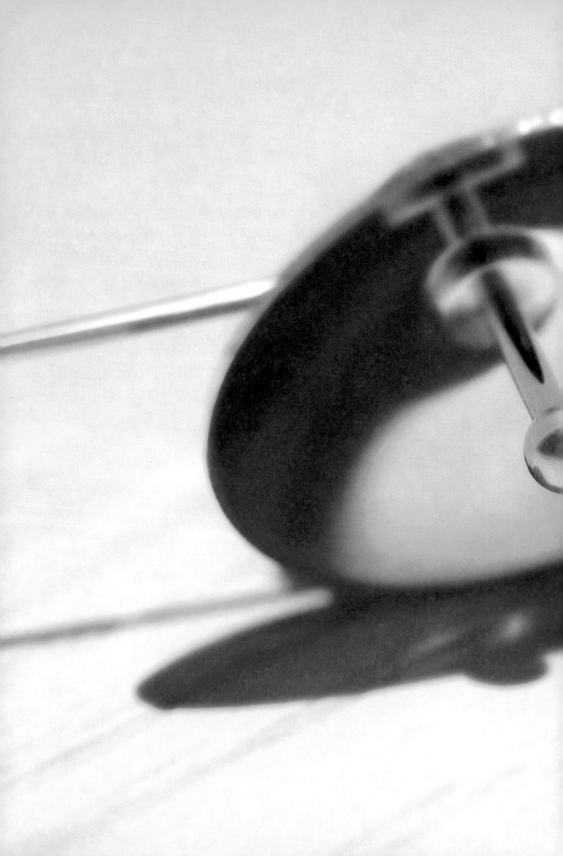

Chapter 02

Things you gotta
know about Heavy
Metals & Radiation
認識重金屬與輻射

011
重金屬哪裏來？

幾乎所有首次找筆者做諮詢的客人，也因體內累積過多重金屬而出現各種失衡徵狀。被問得最多問題之一正是這條。

其實日常生活衣食住行每個細節也充斥著重金屬：空氣、食水、泥土等皆受到重金屬污染；工業排放有害物質及塑膠垃圾嚴重地污染水源；歐美國家運用含鋁的人造雨來控制天氣；人造色素、防腐劑、添加劑；藥物、化妝品、個人護理用品（尤其是止汗劑、防曬乳霜、洗髮護髮用品、沖涼液、染髮劑等）；非有機的家居清潔用品、空氣清新劑；罐裝飲品、罐頭食品、加工及預先包裝食物；殘餘殺蟲劑及農藥；油漆、傢俱、建材；不沾鍋和餐具 …… 等等，琳瑯滿目，數之不盡。

常見危害健康的重金屬主要有：水銀、砷、鉛、鋁、和鎘。

水銀

汞，又稱水銀，存在的形態有 3 種：元素汞、有機汞、無機汞。很多工業（如：紙業、加工業、礦業等）會製造大量汞，而汞會隨風飄散世界各地，再隨雨水進入泥土，也會累積在水產食物鏈。

以前用的油漆、溫度計、恆溫裝置、補牙劑均含有水銀。甚多研究也懷疑牙用補牙劑會造成水銀中毒，然而含有水銀的藥品如紅藥水、局部抗菌藥硫柳汞、除藻劑、疫苗等，目前還在市面銷售。

水銀是非常容易被吸進體內，腸道吸收有機汞達 90 – 100%；當身體吸入無機汞約 7–15% 就足以危害健康了。而首當其衝受影響的組織包括：腦部和腎臟。

在筆者手上被標籤成「學習障礙小孩」的不少個案，按照其家長申報的資料顯示，約 90% 都是接種一系列疫苗後出現症狀，而量子身體檢測分析也顯示是他們體內（尤其是腦部）積聚了重金屬（如：水銀）。

砷

銅、鋅、鉛的熔煉與玻璃化過程、醫學合成物的製造過程均會釋放砷。而全世界的水源也可發現這種重金屬。

砷通常以兩種不同形式存在：有機和無機。有機僅僅意味著砷是有機分子中的一種元素，並具有碳鏈。有機分子是更複雜的分子，如殺蟲劑、除草劑或維生素就是。而無機砷是金屬形式或分離形式，對人體生理極為有毒。假設蘋果種子含有有機砷，但它的毒性比水井裡面的無機砷卻沒那麼毒。所以，砷屬於那種形式很重要，在某些形式，它相對比較安全；但在其他形式，就非常危險，甚至會導致肺癌和膀胱癌等，而且在初次暴露後多年之內還會繼續增加患癌風險。

砷的來源包括：貝類海產、鱈魚、油漆、木材防腐劑、老鼠藥、去黴劑等。人體受砷影響的組織包括血液、中樞神經系統、消化系統、皮膚、腎臟等。

鉛

鉛長期以來是用來製作導管、水管的主要成分，全球工業製造過程會產生 250 萬噸的鉛，大部分的鉛會用在電池，其它則用在纜線包裝、軍火彈藥、燃油添加劑、油漆、PVC（聚氯乙烯）、X 光遮蓋盒、水晶玻璃等。

1940 年前香港建造的房舍所使用之油漆也含鉛的，經過風化、剝落，形成灰塵，令住戶長期暴露在有毒環境中。

短期內大量吸收鉛，會導致腹痛、嘔吐，甚至貧血，長期慢性吸入會令腎臟、骨骼、腦部、血液、甲狀腺受損，還會影響幼童腦部發展，永久損害智力。

至於急性鉛中毒則會損害腸道、心臟及腎臟功能，慢性中毒會破壞腎小管功能而引致蛋白尿及糖尿等情況。

鋁

鋁可以由食物添加劑、抗酸劑、止血劑、噴鼻劑、止汗劑、鎮痛劑、疫苗等進入人體；而食水，煙草煙霧、汽車廢氣、鋁製廚具、罐頭、瓷器等也含有鋁。

早於 1998 年，世界衛生組織斷定，腦退化病症跟鋁金屬感染有關，而感染機會極有可能是從食水吸收。其它影響還包括肌肉萎縮、腎臟、消化系統失調及癌症。

鎘

鎘是礦業以及精煉鉛和鋅的副產品，於油漆、電池、塑膠物料、農業用殺蟲劑、除黴劑、化學肥料、香煙、貝類海產、牙醫用的合金……等等內存在。

鎘經人體呼吸系統會先被吸收 15–50％，再被消化系統吸收 2–7％，可影響的組織包括肝臟、腎臟、肺部、腦部、骨骼、胎盤。

　　大家每天可接觸和吸入的重金屬是無法想像的多。

　　舉個例子：香港《東方日報》曾隨機在廉價餐具店購買 10 個樣本，並交由香港浸會大學生物系進行重金屬測試，結果發現全部樣本釋出的鉛及鎘均超出國際安全標準。

　　據美國食品藥品監督管理局 (FDA) 標準，陶藝餐具的鉛釋出量上限為 7ppm，而鎘釋出量則為 0.5ppm。該調查用熱水測試，樣本鉛釋出量最多超標逾 30％，鎘釋出量超標多達 35 倍；用醋酸檢測發現所有樣本全部超標，當中鉛超標逾 4 倍，鎘則超標 48 倍。由於餐具價格便宜，一直吸引不少市民或食店購買使用，市民又在不知不覺間長期吸入重金屬，這情況令人非常憂慮！

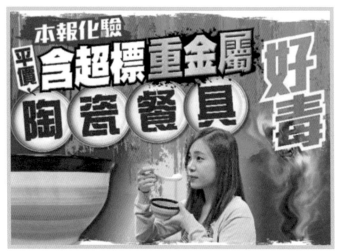

圖：東方日報

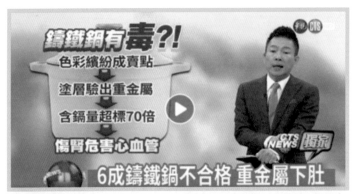

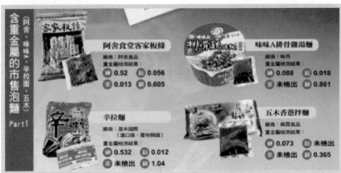

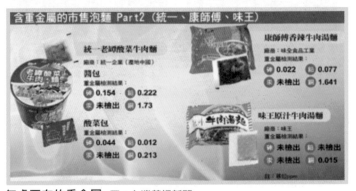

無處不在的重金屬 圖：台灣華視新聞

012
小孩都有重金屬？

　　有說人類肝臟把脂溶性毒素轉化為水溶性廢物之功能，要到 10 歲才會發育完成。但重金屬是脂溶性的，而大家的腦部、中樞神經系統、製造賀爾蒙的腺體還有脂肪細胞都屬脂肪組織，因此任何脂溶性物質若不能排出體外，最後就是被回收到這些組織去。

　　所以幼童暴露於重金屬是非常危險的一件事。因為幼童把脂溶性毒素轉化為水溶性廢物的功能未完全被發展，這些毒素於是被腺體、腦袋甚至脊髓回收，對他們的健康構成風險，也有機會造成腎臟過度負荷。

　　以筆者協助 SEN 特殊教育需要小孩的經驗，大部分被診斷過度活躍症、自閉症或發展遲緩的個案，許多是因為體內積聚過多重金屬－尤其在腦部所致，只要把重金屬有效清除，行為、語言表達能力和情緒會有很不一樣的突破。

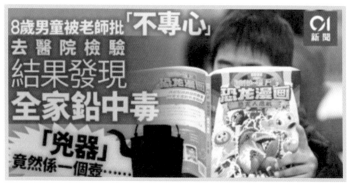

圖：香港 01 新聞

013
刷牙令人變蠢？

重要事情講 3 遍：

請立即停用含氟化物牙膏！
請立即停用含氟化物牙膏！
請立即停用含氟化物牙膏！

因為，有毒。

不單在牙膏，連食水裡面也含有這物質。1990 年 National Toxicology Program（美國國家毒理學計劃）顯示飲用含氟化物水喉水可導致骨癌，而這結果適用於動物及人類的研究，尤其 5–10 歲的男童就更容易受到威脅。

2010 年 HHS（美國衛生及公共服務部）也公開了一些數據，報告顯示 12–15 歲年輕人有 41% 因為進食了太多氟化物出現氟斑牙情況。氟斑牙是一種牙科疾病，因攝取過量氟化物令牙齒造釉細胞受損，影響了鈣化作用。氟沈積在牙齒便形成黃斑，令牙面粗糙又失去光澤及佈滿褐色斑點，牙齒亦質脆易折。除了食水有氟化物，牙膏、嗽口水、處方氟化物補充劑、牙醫用品、加工食物和飲品等都存在。如果能足已令這麼多人的牙齒出事，也肯定了它在影響著身體的健康吧？

翌年，HHS 和 EPA(美國國家環境保護局) 宣布把每公升食水的氟化物含量由 0.7-1.2 mg 的幅度，建議修訂到只可有 0.7mg，這舉動證明其有害影響確實存在，而且國家是意識到的。只是，下調到 0.7mg / 公升是不是就保證安全？

就連 NRC（美國國家科學研究委員會）也說明氟化物對甲狀腺功能受損。早在 1970 年代以前，歐洲的醫生會處方氟化物來抑壓甲亢病人的病情，而 NRC 也在一項報告指，氟化物能影響正常內分泌功能的。所以到底為什麼還要把它加入食水？這確是一個謎。

另一項研究將氟化水與日漸增加的 ADHD(過度活躍症) 患病率作雙題並論，還造了模型顯示，1992 年美國人口飲用含氟化物食水的比例每增加 1%，就會與 11 年後 67000 額外的 ADHD 病例相關，再與 19 年後的 131000 個病例有關。而綜合 43 個研究關於氟化物與降低智商的報告裡面，低至每公升 0.88mg 的氟化物就足已降低智商。無獨有偶，不少患有氟斑牙的年輕人智商也比較低的。所以推論自動變成是：氟化物令人變蠢！

最後，大家有所不知是沙林毒氣的活躍成分原來也就是氟化物！引用 University of Washington（華盛頓大學）一位教授的話來做此文總結：「這東西傳播在空氣中是個污染物，落在河流中是污染物，落在湖泊中是污染物，但直接去到食水供水系統就不是污染物，也實在太妙了！」

Fluoride 有多可怕？

- 氟化物使松果腺鈣化
- 被美國國家環境保護局列為有害廢物
- 希特拉曾將氟水用在集中營地以用作囚犯的鎮靜劑
- 氟化物與老鼠藥和 Prozac（抗抑鬱藥）中的成分相同
- 1 杯 8oz 的氟水含有的氟化物，跟美國任何含有氟化物牙膏包裝背面印著「如中毒，建議召喚毒物控制中心」所形容「豌豆」大小的含量是一樣

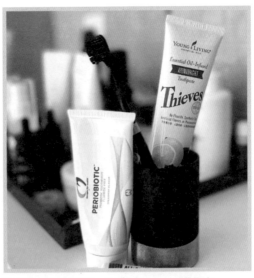

筆者選用安全性高，不含 Fluoride 的牙膏

攝取過多氟化物身體有機會出現……

- 含鉛量超標
- 膠原蛋白合成受影響
- 過度活躍
- 嗜睡
- 慢性肌肉疾病
- 骨癌（骨肉瘤）
- 腫瘤和癌症發病率增加
- 關節炎
- 骨骼氟中毒和骨折
- 遺傳損傷和細胞死亡
- 精子受損，增加不育
- 令 62 種酶無法活動
- 抑制超過 100 種 抑制抗體形成，免疫系統受到干擾

014
補牙＝中毒？

跟筆者年紀相約的讀者應該記得，小時候大家張開嘴巴時，10個有 9 個的牙齒上會有銀色的補牙填充物；而不少老人家亦會有幾顆金牙。這些又金又銀的物質其實是好毒的毒素。時至今日，雖然很多補牙物料已改用陶瓷嵌體，但其他牙齒修補程序（如：植牙）也有機會令大家中招。

早於 90 年代，CBS 電視台著名節目《60 Minutes》以及 BBC 的《Panorama》節目等已，有專題報導關於補牙用的汞合金存在大量毒素的問題。以重量比例計，這些補牙用物質有 50% 是水銀！

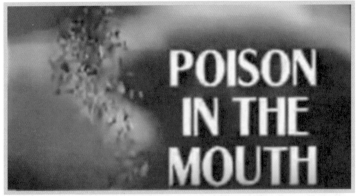

90 年代 CBC 以及 BBC 電視台早已有關於補牙用的汞合金有毒害身體的專題節目。這些影片可以在網上找到。（網上圖片）

看過 IAOMT（口腔醫學和毒理學國際學院）的短片，示範汞氣從補牙用的汞合金不管在牙齒、口腔還是實驗室時時刻刻綿綿不絕地釋出，便會明白有多可怕。然而更可怕是，ADA（美國牙醫協會）雖然承認補牙後會持續出汞氣（水銀蒸氣）釋出，卻堅稱物質無害。大部份牙醫也不會跟筆者說出關於汞氣這事實，在過去幾十年還必須跟 ADA 口徑一致說補牙用的汞合金無害，否則牌照或會被吊銷！

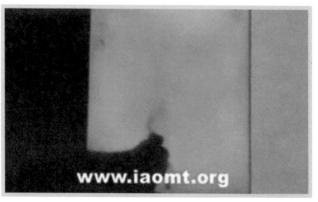

看過 IAOMT 這條關於補牙用汞合金綿綿不絕在口腔釋出的短片，便會明白事實其實挺可怕。（網上圖片）

但水銀怎麼可能無毒呢？

　　多發性硬化症、紅斑狼瘡、阿爾茨海默氏症、肌肉萎縮側索硬化症、關節炎、帕金森症、白血病、海灣戰爭綜合症、糖尿病、癲癇和其它先天缺陷、DNA 損壞、消化系統功能障礙以及不孕症等最少 200種病症據稱與汞有關係。在嬰兒和兒童發育方面，如母親的牙齒有汞合金填充物，則會通過胎盤循環，令胎兒從母體血液中吸收到汞；汞也可以通過母乳傳播給新生兒，而近年已經愈來愈多研究指汞能影響嬰孩發展問題。

　　由於汞合金遇到磨擦就會釋放更多汞氣，所以每天刷牙等同加深慢性中毒，用氟化物牙膏就是毒上加毒。而每次去牙醫那裡檢查或洗牙，他們又會很細心地替你把補牙物磨光，因而再釋出以倍數計的汞氣，加上很多牙醫用品都含放射性輻射以及氟化物，所以有不少人去完護理牙齒會出現頭痛或各種不適。

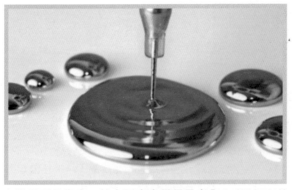

水銀明明是毒素，放在牙齒會覺得是安全？（網上圖片）

筆者於 2017 年 10 月曾在社交媒體 Facebook 專頁做直播，簡單講述了補牙填充物的禍害，結果很多讀者說要找牙醫移除汞合金。要注意是，正統移除程序是需要接受過特定訓練，且要做足安全措施，而不是隨便注射麻醉劑後，就用牙科高速鑽直接把汞合金磨走，因為這樣釋出的汞氣會過量，最後透過呼吸道吸入和被吞食，直接上腦和進入血管，對身體造成影響。

　　如果真的沒辦法找到會做正統移除的牙醫，就唯有靠自己服用有效去除重金屬的螯合劑（如：水溶性蘋果膠）排毒了！

015
輻射哪裏來？

　　輻射是一種能量。常說的「輻射」屬「游離輻射」，是一種強度足以使原子游離為電子及正離子的能量， 以超高速前進的高能粒子也是游離輻射。而能量不足以使原子游離的，是屬「非游離輻射」。

　　無論是切爾諾貝爾還是日本福島核事故，造成核污染的並不是輻射本身，而是會發出輻射物質的放射性核種。放射性核種發出的輻射主要為 α、β、γ 三種射線， 會產生如碘 131、銫 134、銫 137 及鍶 90 等有毒物質。

　　至於輻射如何傷害大家？人體在吸收輻射後會產生「自由基」，搶奪其他物質的電子令其變得較穩定；而被搶奪電子的物質會反過來變得不穩定，於是又去搶奪其他物質的電子，產生連鎖反應導致人體「氧化」。氧化嚴重打斷組織細胞功能，而輻射的能量會打斷遺傳物質 DNA 分子中的鍵結使細胞受到損傷，造成突變甚至引發癌症。因此，人體短期內吸收高劑量輻射會出現急性症狀，長期累積則有罹患癌症及產生遺傳效應的風險。

　　其實輻射在日常生活中，也以低劑量在的形式毒害我們。

　　食物中，有機會含有放射性碘。因為這物質可出現在距離核事故地點數千英里外的水域中。此外，在產生輻射的企業附近進行的捕魚或養魚活動，會增加海產中含放射性碘的數量。

除了在核電廠工作外，亦有很多職業是暴露在放射性碘當中的。例如機場工作者、航空業工作者、軍人、礦工，醫學影像（X 光）專業人員等。

　　說到醫學影像，每次去照 X 光就等同把自己暴露於放射性碘了。耶魯大學和中國醫學科學院於 2015 年進行了一項研究發現，「暴露於任何診斷性 X 光都與分化良好甲狀腺而增加患癌風險有關」。比較值得關注是心臟病檢查、甲狀腺攝取研究、胸部 CT 掃描、頭頸部 CT 掃描、胃腸造影、乳房 X 光片、腎臟 X 光片。如進行以上測試，必須要密切注意並遵循所有安全措施以免受輻射傷害啊！

　　如果你經常出遊，機場的 X 光機就有機會是你的輻射來源了。Tel-Aviv University（特拉維夫大學）在 Radiation Researchfound 雜誌上發表的研究指，經常使用太赫茲機場 X 光射線掃描儀（大多數機場使用的全身掃描儀）正是與基因突變有關。*（詳情請參閱第 77 問《排毒要向 X 光說不？》）。*

　　最後，自來水是有機會含放射性碘，因此擁有一個優質的過濾器很重要！要保護自己免受放射性碘傷害的最簡單方法，是為甲狀腺和身體其他所有細胞提供充足的碘（吃海藻和有效的碘保健品）。當然，吃蘋果膠也是去除體內輻射一個超有效的方法。*（詳情請參閱第 80 問《最強排毒蘋果膠？》）。*

016
遙遠的核洩漏輻射會毒害我們？

會。

　　史上最嚴重的核災難，分別是 1986 的切爾諾貝爾核電廠爆炸，及 2011 年福島核事故。

　　切爾諾貝爾核災後，大量輻射物泄漏到空氣並隨風飄至歐洲和北美洲，而烏克蘭、白俄羅斯及俄羅斯受到大範圍嚴重核污染導致多人身亡及要撤離。綠色和平於 2017 年 3 月發表報告指，切爾諾貝爾核災發生 30 年後，反應爐周邊 30 公里的隔離區仍受嚴重污染，不適合人居住；同時亦有 1 萬平方公里的土地依然無法從事經濟活動，如吃當地出產的食物是會吸入輻射而影響健康的。

　　雖然遺留在空氣中的輻射維持時間最短，但沉降於泥土裡面的輻射物則帶來長遠影響，因為受污染的泥土最少要經過該輻射物的 5 個「半衰期」才會接近完全消失。國際原子能機構 (IAEA) 於 2015 年一份報告指，日本福島縣全境的銫 −137 沉積濃度為每平方公呎 100 千貝克 (kBq)，遠高於污染土壤的定義每平方公呎 40 千貝克，估計還會持續數萬年！

　　另外，由於放射性物質繼續每天以大概 300 噸的速度流入太平洋，於 2013 年 Open Journal of Pediatrics 一篇文章說明福島事故後不久，空氣中放射性碘 −131 顆粒穿越海洋，導致出生在美國西岸的兒童患上先天性甲狀腺功能減退症的機率增加了 28%。福島核爆一個月後，加州海床中也發現放射性碘，比正常水平高出 250 倍。2016 年美國國家海洋和大氣管理局的報告指，從日本遷移到美國太平洋沿岸地區的太平洋藍鰭金槍魚，亦含有可疑數量的放射物質。

以上核爆事件看似離大部份人很遠，但到底有多少輻射物早已飄到我們所居住的地方、沉澱到泥土和海水、接觸了多少食物，實在無從估計。但更令人難以置信的是，日本政府內閣於 2021 年 4 月通過將核電站內總量已達 125 萬噸，足以填滿約 500 個奧林匹克標準游泳池，大量受放射性物質污染的廢水排放入海。雖說廢水的核輻射濃度對人類健康影響微乎其微，但當中實在仍有令人不安的疑慮。

還有 2017 年底被發現有重要組件在測試時破裂的中國台山核電站 1 號機組，在無對外公布下已於 2018 年 6 月啓動進行測試了！類似的輻射來源，還包括各種政治因素而沒有被公開的核能測試。地球真的好危險啊！

根據《紐約時報》的一份深度報導引述，福島核事故發生六年後，仍有待處理的核輻射垃圾包括：

- 共 3,519 個貨櫃，來自 220 英畝森林含放射性物質污泥的樹木和樹枝
- 200,400 立方米的放射性金屬和其他瓦礫
- 35 億加侖的放射性污垢
- 1,573 枚核燃料棒
- 最少 4,700 立方米廢棄防護服
- 自 2011 年以來每天 400 噸受輻射污染的水

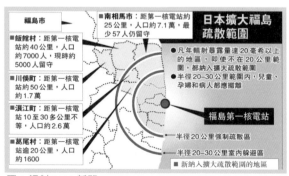

圖：輻射 test 新聞

017
手機有毒？

電磁場（簡稱 EMF）是我們時刻暴露且看不見的能量與輻射。雖有些是自然產生的，然而值得關注是大家整日形影不離的手機。

2015 年 8 月，美國加州柏克來市實施了一條售賣手機時通知顧客手機安全說明的法例。商戶需要給出單張或貼出告示關於手機輻射與安全使用手機的聯邦指引。雖然法例並沒要求商戶提供輻射對人體帶來的健康風險資訊，但有參與草議這條法例的 Univertsity of California, Berkeley School of Public Health（加州柏克來大學公共健康學院）總監 Joel M. Moskowitz 說，手機極有可能導致腦腫瘤出現。而世界衛生組織早於 2011 年已經把手機發放的輻射列為「有可能致癌」類別，更有獨立研究報告指，每天用手機 30 分鐘已經可以增加患腦癌達40%；另一個基於國際研究而進行的政策 The BioInitiative Report 亦表明有合理理由相信長期暴露於這些輻射是會帶來健康風險的。

在筆者進行資料搜集期間，發現英國 Telegraph《每日電訊報》分別於 2011 年和 2018 年有探討過手機與腦癌之間關係的新聞，縱使兩次報導也說明需要更多研究結果去證實，但 2018 年那次的內容，方向明顯是支持有關論點，報導題目用的字眼，由「風險」變成「警告」。

除了手機好毒以外，還有電纜線、家電、無線網絡路由器、長期插著電源的鬧鐘、電腦、電話充電器、多士爐、電視、微波爐、電錶、就連家用的吹風機原來也是 EMF 發射器；當然還有林林總總日新月異的智能家居設備。EMF 共分為兩個類別：電離子和非電離子：

電離子 EMF 經由紫外線、X 光片和伽瑪射線這些一直懷疑會為健康帶來負面影響（如：損害 DNA）的中度至高度頻率輻射。不過近年發現連低度至中度頻率輻射的非電離子也一樣令健康受到威脅。

試想想，家裡和身上隨身攜帶的無線電用品有多少？就算你本身不是在用手機，但身邊有無數人的手機、Wifi、藍芽在啟動著，所以 EMF 的存在實際是比我們想像中還要多很多！研究指這些非電離子有可能導致一系列的疾病出現，包括：

- 兒童白血病
- 腦腫瘤
- 基因毒性
- 免疫系統失調
- 小產
- 影響心血管
- 神經退化及影響神經系統
- 導致生理時鐘失衡以及影響睡眠質素
- 偏頭痛
- 背痛
- 抑鬱
- 記憶力衰退
- 哮喘
- 慢性炎症
- 癌症

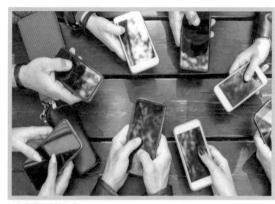

（網上圖片）

天天機不離手的各位，以上所說真的不容忽視啊！

018
誰需要排重金屬？

重金屬是大自然裡的微量元素，鐵和鈣之類是我們身體所需的，但鉛、水銀（汞）、鋁、鎳，鎘等，則對我們有害。肝臟本身是能夠把重金屬分解並排出體外，但鑑於我們生活在一個極度污染的環境，接觸重金屬之多令肝功能負荷不來。加上所有重金屬在人體均有入無出，有害重金屬在體內一旦積聚，便會黏附著不同器官和組織造成不同傷害。

跟大家做個小檢測，看看你是否有下列徵狀？

□ 身體感到各種痛楚，尤其是頭痛（或偏頭痛）和關節痛
□ 怎樣休息也無法消除的疲勞
□ 經常感覺自己好難集中
□ 腦霧或感覺像腦閉塞
□ 臉部長痘痘，泛紅和各種皮膚問題（如：出疹）
□ 情緒波動、焦慮、抑鬱、飲食失調（如：厭食、暴食）
□ 感到肚脹和有其它消化問題（如：肚痛、肚瀉、便秘等）
□ 生理期亂，經痛
□ 不孕或容易流產
□ 老化（皮膚暗啞、皺紋、乾燥）
□ 經常有衝動吃「垃圾食物」
□ 舌頭偏黃或白色
□ 減不去的肚腩、掉不下的體重

如出現 4 個或以上徵狀，排重金屬的時候到了！以筆者多年的排毒經驗，用有效的保健品和排重金屬特定方法來進行一年兩次密集的排重金屬療程是絕對有需要的。

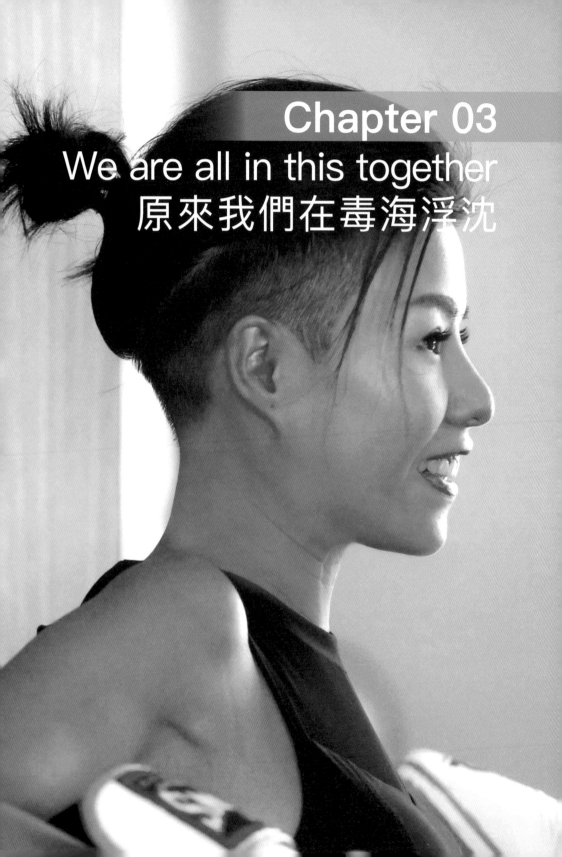

Chapter 03
We are all in this together
原來我們在毒海浮沈

019
疫苗有害嗎？

　　近年，支持接種疫苗的組織，喜歡將某些種類疾病的染病人數上升歸咎於公眾反對注射疫苗造成。自 2019 年起，連 Facebook 也採取措施減少或取消對其認為是「反接種疫苗」的任何內容之閱讀權限。

　　據說該決定是來自立法者的壓力，指責社交媒體平台傳播「錯誤信息」，導致麻疹人數增加。但這舉動不僅阻礙言論自由，更嚴重影響大眾繼續就疫苗和製藥業的安全性和有效性進行重要討論。

　　筆者並非反疫苗活躍份子，但卻支持市民有知情權去了解更全面的資訊，繼而行使自由選擇權。而事實是，有不少證據顯示疫苗並不能保障防止疾病，還導致不少傷亡。自 1988 年美國的「疫苗傷害賠償計劃」成立以來，至今已支付超過 40 億美元的賠償金額。在 30 年後的 2018 年，中國亦爆出震驚全球的假疫苗醜聞，更是 2005 年以來，至少第四次在中國出現大規模的黑心疫苗醜聞了。

　　亦有愈來愈多整合療法醫生認為，身體天然免疫防禦正受到疫苗的負面影響。不少研究結果指，腦部發育障礙和結腸炎是與麻疹疫苗有關。而致力推動社會關注失聰人士、兼且是史上唯一一位失聰的美國小姐冠軍 Heather Whitestone 則公開認為自己是白喉、破傷風和百日咳疫苗導致失聰的受害者。雷同的故事近年在媒體上經常被廣傳，引起了公眾對疫苗接種有可能危害健康的擔憂。2018 年，香港著名藝人謝安琪因在私人群組發表對疫苗有危險的看法被公開後，曾引起社會熱烈且具爭議性的討論。

了解疫苗，就如認識食物營養一樣，筆者建議可先從成分開始衡量。

常見疫苗成份
Hydrolyzed porcine gelatin 明膠（來自豬骨或筋）
Casein 酪蛋白（引發癌症的奶類蛋白）
Human lung fibroblasts 人體肺纖維母細胞
Chick embryo cell cultures 小雞胚胎培養細胞
Calf serum 小牛血清
Ovalbumin 卵清蛋白
Egg protein 雞蛋蛋白
Monkey kidney cells 猴子腎臟細胞
Guinea pig cell cultures 豚鼠培養細胞
Human aborted fetal cells 人類流產胎兒細胞
Africian green monkey cells 非洲線猴細胞
Fetal bovine serum 胎牛血清
Human serum albumin 人類血清白蛋白

流感疫苗常見成份	
Thimerosal 硫柳汞	Sodium deoxycholate 脱氧胆酸钠
Hydrocortisone 類固醇	Canine kidney cell 犬科腎臟細胞
Cetyltrimethylammonium bromide 十六烷基三甲基銨硝酸鹽	Aluminum 鋁佐劑
Polysorbate 20 聚山梨酯 20	Triton X-100 界面活性劑
Polysorbate 80 聚山梨酯 80	Egg protein 雞蛋蛋白
Baciulovirus + cellular DNA 桿狀病毒 + 細胞基因	Gentamicin sulfate 慶大霉素
Beta propiolactone β- 丙内酯	Formaldehyde 甲醛
Gelatin 明膠	Neomycin 新霉素

　　除了汞，鋁也是很常用的成分。目前疫苗中允許的最高鋁濃度為 0.85 毫克 。按美國疫苗接種程序的時間表來計算（亞洲地區也採用差不多的一套程序），嬰兒在出生 6 個月時會因為注射各種疫苗而有高達 4 毫克的鋁進入體內了！

　　疫苗是安全還是有害，請各位進行資料搜集後，自行作出分析與判斷。

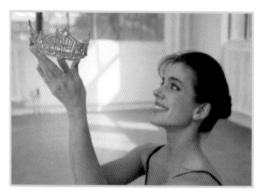

1995 年美國小姐 Heather Whitestone，是美國史上唯一失聰的選美冠軍。她於 18 個月大時發燒後喪失聽力，而她及其母親曾公開發表認為是跟注射 DTP 疫苗有關。(網上圖片)

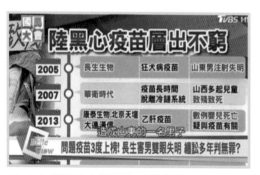

2019 年爆發的中國黑心疫苗事件已經不是第一次發生。筆者認為，所有疫苗帶來的負面影響也是層出不窮，這冰山一角只是不幸地被揭發而已。(網上圖片)

020
To 打 or not to 打？

　　在撰寫這本書期間，於 2019 年全球發生麻疹爆發，美國媒體每天不停強力向民眾推廣疫苗。在香港，由於機場及機組工作人員接二連三出現麻疹個案，導致人心惶惶，全城對接種疫苗亦深表關注。

　　這種病毒爆發的恐慌而引致的身心壓力，加上政府出招不停呼籲各界人士要接種麻疹疫苗，令不少本打算向西藥說不的人士有所糾結和動搖。筆者在 2019 年 4 月 4 號於 Facebook 專頁進行了直播（連結：https://www.facebook.com/winnieleung.hk/videos/411675996056231/），分享了以下見解：

作者 Facebook 直播

　　首先，製造恐慌似乎是各大政府推廣任何疫苗的常用策略，實在屢見不鮮，見怪不怪。因此保持冷靜才能夠接收不同角度的資訊，做出合適的分析與判斷。

「Measles Outbreak」（麻疹爆發）這字眼，是被新聞媒體廣泛應用的標題。正當大眾以為已經有成千上萬的個案在爆發中，根據 CDC（美國疾病管制與預防中心）的定義，原來只需要 3 個或以上的個案便足以形容為「爆發」。這陣子，保護疫苗活躍份子不停歸咎已經 eliminated（消失）的麻疹再度回歸是因為市民沒有去接種疫苗，但從筆者的資料搜集發現，其實麻疹個案在美國從來沒有消失過，最多只可以說是比起高峰期 diminished（降低）不少，不過如果基於數字與 CDC 對「爆發」作出之定義，根本每年都有麻疹在不斷爆發。

麻疹確實是高度傳染的疾病，加上普羅大眾怕死得要很，接種疫苗便順理成章被打造成唯一的自保與救命方案。有趣是，美國保護疫苗活躍份子和反對疫苗人士分別都用了人類被雷擊斃的機率作為一個參考點。根據保護疫苗活躍份子所說，人類被雷擊中機率為 1/12000；但接種疫苗出現嚴重不良反應得機率為 1/1000000。但根據反對疫苗人士所說，人類感染麻疹而死亡機率比被雷擊中多 100 倍。

筆者於是花了些時間翻查一堆資料，包括：

在 2009 - 2019 年間，美國被雷擊斃的人數、同期因為麻疹而死亡的人數、以及同期申報因接種疫苗而發生傷亡的人數來做出對比。結果順序為 272:7:7681。值得留意是，申報因接種疫苗發生傷亡的數字大概只能反應真實有出現狀況的 1% 而已。

由於美國 VICP（疫苗傷亡賠償計畫）是由 1988 年開始進行的，筆者於是又再就由 1988 到 2019 年 3 月 24 日為止被雷擊斃人數、感染麻疹而死人數、以及接種麻疹疫苗傷亡的人數作出比較，繼而把據聞不過是現實 1% 的申報數目乘以 100 以反應真實個案的約數，計出來的結果是 1355：172：146500 ！

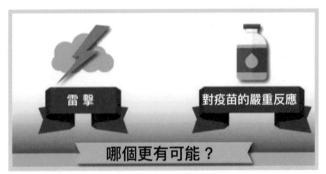

接種疫苗引起嚴重反應的數據實在值得商榷。筆者調查所
見，被雷擊斃的機率相對是少（網上圖片）

正如上文第 19 問《疫苗有害嗎？》提到，了解疫苗成分是其中
一個安全性的考量點。那麼，麻疹疫苗成分又包括什麼？

- 硫柳汞（一種水銀）
- 小雞胚胎培植細胞（用來繁殖麻疹病毒）
- 明膠
- 人體肺纖維母細胞
- 胎牛血清
- 人類血清白蛋白
- 蔗糖
- 抗生素
- 穩定劑
- 食品添加劑

原來也跟其它疫苗大致相同。

至於麻疹疫苗的風險副作用，在疫苗說明書上面也列得清清楚楚，曾有網民數過有多達 42 段文字。筆者在最大藥廠之一 Merck（默克）的網站也找到麻疹疫苗 MMR 說明書，上面寫著：

- 不能 100% 保護
- 沒有為致癌或誘變潛力，或可能損害生育能力而作出評估
- 或對心血管系統產生副作用
- 或對消化系統產生副作用
- 或對內分泌系統產生副作用
- 或對淋巴系統產生副作用
- 或對免疫系統產生副作用
- 或對肌肉骨骼統產生副作用
- 或對神經系統產生副作用
- 或對呼吸系統產生副作用
- 或對皮膚產生副作用
- 或對感官系統產生副作用
- 或對泌尿生殖系統產生副作用
- 在嚴重低免疫功能的人中， 麻疹包涵體腦炎，肺炎和致命等直接後果

麻疹疫苗 MMR 說明書：

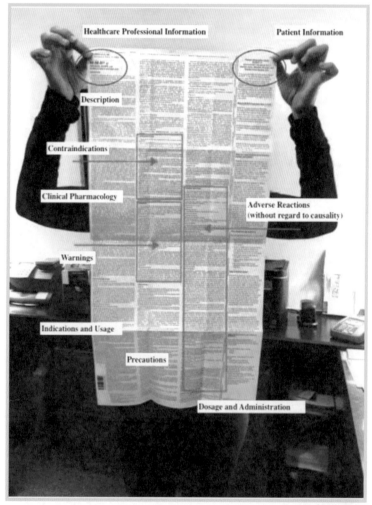

（網上圖片）

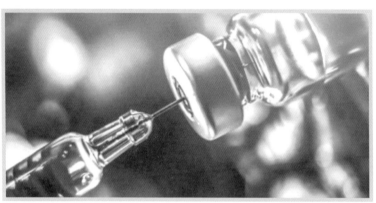

（網上圖片）

　　而在上述列名有機會產生副作用的人體系統中，每一個系統裡面平均有 3–6 種病況出現。

　　藥廠列明所有副作用是一個正常的免責程序，然而筆者對一個報稱為保護人類健康的發明可以有這麼多副作用也感到十分費解。如果接種完是需要承擔這麼多風險，那為什麼不去選擇其它方法？而2021–2022 年間全球多國實行各種強制性接種新冠疫苗的措施，筆者更是不敢苟同。

　　接種疫苗是重要的個人選擇，筆者並非反疫苗份子，只是認為大眾值得從不同角度和可靠渠道獲取更多資訊，總好過盲目地去做一隻跟隨大隊的小羔羊。

021
疫苗發生事故不能控告生產商？

　　1970 年，美國一個 8 個月大的嬰兒 Anita Reyes（安妮塔・雷耶斯）因接種小兒麻痺疫苗後癱瘓，其父親向當時的 Wyeth Laboratories（現在的惠氏藥廠）提出訴訟，法庭裁定 Wyeth Laboratories 明知疫苗有風險但沒作出警告須支付 $20 萬美元的賠償。之後 10 年間有不少類似訴訟出現，由 1978 年 1 宗，升至 1984 年 73 宗，賠償金額更由 $1000 萬美元升至 $4700 萬美元。

　　由於疫苗生產商通常為私營藥業公司，這些賠償不但令如意算盤打不響，更導致疫苗藥廠退出生產。政府擔心國家沒有穩定的疫苗供應，同時打擊新疫苗研發工作，於是美國國會於 1986 年通過了 National Childhood Vaccine Injury Act（國家兒童疫苗受傷法案），正式開始了疫苗生產商跟美國政府一個很獨特的安排：若有人因接種疫苗後出現可能跟疫苗有關的傷害，該人是不能對生產商提出任何訴訟，但可由美國政府去作出賠償。換句話說，疫苗生產商從此免責。

　　成功獲得有關賠償的例子其實相當多，只是一旦有這類案件出現，很快就會被保護疫苗份子和不知明的幕後操控人士作出各種大量且激烈的反擊，報導繼而淹沒在主流或網絡搜尋器當中。而美國小孩 Hannah Poling（漢娜・普靈）因接種疫苗後導致自閉而獲得 VICP（疫苗傷亡賠償計畫）賠償超過 $150 萬美元的案例，倒值得和大家分享：

小孩的父親 Jon Poling（莊‧普靈）是哈佛大學畢業的神經科專家，也是位生物物理學博士；而小孩的母親 Terri Poling（特麗‧普靈）則是一位護士和律師。女兒本來非常活潑聰穎，19 個月大已經會讀 20 個生字，可是在接種疫苗後不久除開始出現各種身體不適症狀，還伴隨了一系列自閉徵狀。從此，小孩子可愛自信的眼神不復再，亦再沒辦法在一般教育系統裡面學習了。

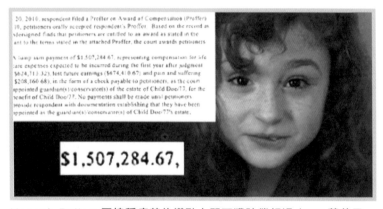

Hannah Poling 因接種疫苗後導致自閉而獲賠償超過 \$150 萬美元，是個具代表性的案例。（網上圖片）

　　這判決是美國衛生及公共服務部總結 Hannha 被疫苗傷害而作出的賠償。不過專案小組則以疫苗刺激到小孩本身潛在細胞層面（腺粒體）失調，導致腦部損傷而出現自閉症譜系特徵。然而，聯合粒線體疾病基金會以及細胞和腦部專家則不認同這說法。他們的論點是，不確定到底是小孩本身潛在失調導致有自閉徵狀，還是接種疫苗後患上自閉而導致粒線體失調。

這單案件實在值得反思。首先，沒有人會知道自己是否潛在任何可以被疫苗刺激的失調或疾病；另外，小孩的母親說，她是在接種疫苗後才得知 Hannah 在一天內被接種了 5 隻可針對 9 種疾病的疫苗！就連一個有豐富醫學經驗的家庭，也可以疏忽去檢視醫療體系所作所為而導致這結果發生，普羅大眾更不會或不懂去留意了！再者，到底為免疫系統發展並不成熟的小孩一天接種 5 隻疫苗是基於什麼「專業決定」？

縱使對於小孩的父母來說，就是疫苗導致女兒患上自閉症。作為醫學人員，Jon 並沒有成為反疫苗人士，但他也公開奉勸大眾別把疫苗放在一個那麼神聖的位置上，而且必須分辨清楚疫苗的風險才決定是否接種。而 Terri 表示，如果早知道接種疫苗後會有如此下場，她當日一定不會作出這決定。

VICP（疫苗傷害賠償計劃）自 1988 年開始，已支付了超過 40 億美元賠償金額，而政府亦承認此申報的傷亡數字不過是反應所有事實的 1%。透過上述計畫而獲得賠償的數據都是公開的，而最多事故發生的，正是每年花上大量資源推廣流感疫苗的地方。

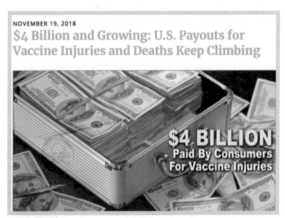

（網上圖片）

Petitions Filed, Compensated and Dismissed, by Alleged Vaccine, Since the Beginning of VICP, 10/01/1988 through 3/01/2019

Vaccines	Filed Injury	Filed Death	Filed Grand Total	Compensated	Dismissed
DTaP-IPV	11	0	11	3	3
DT	69	9	78	26	52
DTP	3,286	696	3,982	1,273	2,709
DTP-HIB	20	8	28	7	21
DTaP	453	82	535	225	252
DTaP-Hep B-IPV	84	36	120	42	51
DTaP-HIB	11	1	12	7	4
DTaP-IPV-HIB	43	21	64	14	27
Td	206	3	209	123	75
Tdap	678	6	684	347	71
Tetanus	136	2	138	75	47
Hepatitis A (Hep A)	104	7	111	55	31
Hepatitis B (Hep B)	691	60	751	273	419
Hep A-Hep B	32	0	32	16	5
Hep B-HIB	8	0	8	5	3
HIB	43	3	46	17	20
HPV	385	15	400	130	165
Influenza	4,961	166	5,127	2,844	455
IPV	268	14	282	8	269
OPV	282	28	310	158	151
Measles	143	19	162	55	107
Meningococcal	71	2	73	43	8
MMR	974	61	1,035	402	582
MMR-Varicella	47	2	49	20	13
MR	15	0	15	6	9
Mumps	10	0	10	1	9
Pertussis	4	3	7	2	5
Pneumococcal Conjugate	185	15	200	50	49
Rotavirus	94	5	99	57	23
Rubella	190	4	194	71	123
Varicella	103	9	112	63	30
Nonqualified1	100	9	109	3	101
Unspecified2	5,426	9	5,435	9	5,399
Grand Total	**19,133**	**1,295**	**20,428**	**6,430**	**11,288**

[1] Nonqualified petitions are those filed for vaccines not covered under the VICP.
[2] Unspecified petitions are those submitted with insufficient information to make a determination.

德國麻疹爆發期間，VICP 於 2019 年 3 月 1 號為止的疫苗傷亡及賠償申報數據。（網上圖片）

022
新冠肺炎的「謎」思？

於 2020 年 4 月新冠肺炎在全球爆發早期，筆者曾在 Facebook 專頁公開預測「疫情 7 部曲」，事態發展，說到底就是為了硬推疫苗。回頭一看，很多讀者都感到非常詭異，為何可以一語中的？

這無非也因為各地政府和各大藥廠的核心玩法，多年來一直沒怎麼改變，只是掩人耳目的技巧變得愈來愈老練。

讓筆者回顧一下整個疫情的發展：

2018–2019 年間發生中美貿易戰令經濟異常緊張，正當以為局勢緩和之際，突然在中國武漢爆出一發不可收拾的新冠狀病毒，而美國多番對中國的指控，更火上加油造成不少種族仇恨。

繼香港搶先揭開狂搶口罩導致嚴重缺貨，一盒 (30 片裝) 完全不乎合安全標準，在南美、金三角地區出產本來價值港幣數十元的口罩被炒至港幣＄500 一盒，再出現全城搶購衛生紙熱潮，之後這股風氣更蔓延至台灣及美加地區。同時間，新聞報告的螢幕每天總有在節節上升的數據，顯示世界各地因新冠肺炎而死亡的人數，之後一個又一個國家要封城 …… 全球在一片混亂和惶恐裡求存了半年。

然後傳出幾個大國爭相研發疫苗的消息，有如在比拼誰最快能成功推出市場來拯救地球。而這支萬眾期待的定心針被全球政府塑造為對付疫情的唯一解藥，疫苗也彷彿成為國與國之間邦交與聯盟用的「貨幣」。

結果中國、美國、英國等地研發的疫苗順理成章被極速推出，全球對疫苗的迴響和爭議亦隨之升溫，就連非自然療法一族也深表關注。因為一向強調科學基礎與數據的傳統醫學，這次在短短數月間研發了沒有足夠臨床實驗數據去支持的新冠疫苗（Moderna 莫德納新冠疫苗測試為 9 週，Johnson & Johnson's 強生新冠疫苗測試為 8 週）、在完全沒有被任何藥物管理機構認可和批准，只是獲各地政府的 Emergency Use Authorization（緊急使用授權）卻可在全球進行史無前例極大規模的使用，是一件嶄新得太匪夷所思的「科學」做法。

說到數據，也是一個又一個百思不得其解的謎。例如：縱使全球報稱「死於」新冠病毒的數據是非常高，但據說，這數字是包括任何死者加不論真正死因是什麼，只要被驗到有新冠病毒便會統計入新冠肺炎死亡人數裡面。相信大家也知道，「死於」新冠肺炎的人士，佔很大部份是本身有其它長期病患或隱性疾病的。換句話說，數據是沒有區分清楚死者到底是 Die Of（死於新冠肺炎），還是 Die With（死者帶有新冠肺炎病毒）。

再仔細分析 CDC（美國疾病控制與預防中心）的數據，不難發現，真正 Die Of（死於新冠肺炎）只是佔 6%，其餘 94% 是屬於 Die With（死者有新冠肺炎）個案。

Table. Number of Deaths for Leading Causes of Death, US, 2015-2020[a]

Cause of death	No. of deaths by year					
	2015	2016	2017	2018	2019	2020
Total deaths	2 712 630	2 744 248	2 813 503	2 839 205	2 854 838	3 358 814
Heart disease	633 842	635 260	647 457	655 381	659 041	690 882
Cancer	595 930	598 038	599 108	599 274	599 601	598 932
COVID-19[b]						345 323
Unintentional injuries	146 571	161 374	169 936	167 127	173 040	192 176
Stroke	140 323	142 142	146 383	147 810	150 005	159 050
Chronic lower respiratory diseases	155 041	154 596	160 201	159 486	156 979	151 637
Alzheimer disease	110 561	116 103	121 404	122 019	121 499	133 382
Diabetes	79 535	80 058	83 564	84 946	87 647	101 106
Influenza and pneumonia	57 062	51 537	55 672	59 120	49 783	53 495
Kidney disease	49 959	50 046	50 633	51 386	51 565	52 260
Suicide	44 193	44 965	47 173	48 344	47 511	44 834

[a] Leading causes are classified according to underlying cause and presented according to the number of deaths among US residents. For more information, see the article by Heron. [c] Source: National Center for Health Statistics. National Vital Statistics System: mortality statistics (http://www.cdc.gov/nchs/deaths.htm). Data for 2015-2019 are final; data for 2020 are provisional.

[b] Deaths with confirmed or presumed COVID-19, coded to International Statistical Classification of Diseases and Related Health Problems, Tenth Revision code U071 as the underlying cause of death.

（網上圖片）

死亡數字在 2020 年因為新冠肺炎而增多了，但到底有多少是死於新冠肺炎？有多少只是死者帶有新冠肺炎病毒？

根據 VAERS（疫苗不良反應系統）數據顯示，2021 年因為接種新冠疫苗死亡的人數劇增，死亡人口比過去 20 年接種任何疫苗而身亡的總人數還要多！然而，全球各國在面對突如其來數以萬計接種疫苗後出現嚴重不良反應甚至死亡的個案，除了 European Medicines Agency（歐洲藥品管理局）於牛津／阿斯利康疫苗推出 3 個多月後，因喪失了 18 條人命才於 2021 年 4 月確認該疫苗有血栓副作用外，其它國家只回應沒證據顯示個案跟接種疫苗有直接關係，而這些個案亦「巧合」地出現在接種後約 1–2 週內發生。

所以這數字遊戲的玩法是，任何帶有病毒而死的，即使不是死於新冠肺炎，都一律歸入新冠肺炎死亡人口的統計內；然而，因接種新冠疫苗後而出現傷亡的任何個案，則全部歸類為巧合，以及跟新冠疫苗無關。

懂了嗎？

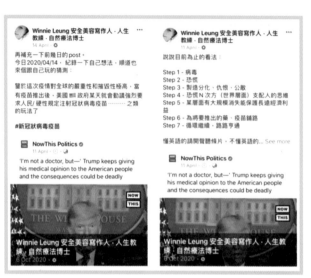

筆者早於 2020 年 4 月 11 日及 4 月 14 日預測「疫情 7 部曲」，當時各國未公佈疫苗研發進展詳情。然而最猜不到，居然是香港比美國還要快去實施各種強烈建議／鼓勵市民接種新冠疫苗以換取社交、娛樂等自由的玩法。
（圖片來源：Winnie Leung Facebook）

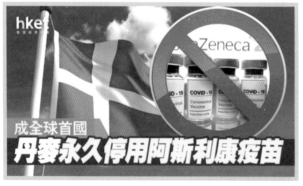

丹麥是最快停用有隱憂疫苗國家，而且是唯一夠膽挑戰唱反調說：「益處並未大於其可能產生的副作用風險。」
（圖片來源：香港經濟日報）

023
mRNA 疫苗的陰謀論？

如果您看完本書第 22 問《新冠肺炎的「謎」思？》，也覺得一向強調科學基礎與數據的傳統醫學，在短短數月間未成功地研發了沒有足夠臨床實驗數據去支持的新冠疫苗、在完全沒有被任何藥物管理機構認可和批准，只是獲各地政府的 Emergency Use Authorization（緊急使用授權）卻可在全球進行史無前例極大規模的使用，是一件嶄新得太匪夷所思的「科學」做法的話，那麼，您更不會明白為何 mRNA 疫苗的科技也可以在這麼倉猝的情況下被緊急廣泛使用到這個地步？

坊間對 mRNA 疫苗的兩大謠傳分別是：它會改變 DNA；和接種它會有微晶片植入人體。前者被誤傳的理由，因為疫苗是用了新冠肺炎病毒一節的 mRNA 基因，但一說到「基因」就會惹人誤會。簡單解說，DNA 是生成蛋白及其它物質以維持生命的基因藍圖，就好像一部電影的底菲林（膠卷）；RNA 存在於生物細胞及部份病毒，是遺傳信息載體，負責基因信息表現、蛋白生成及調控基因表現，它好像放映電影的設備。而 mRNA 的功能是於細胞外將核糖核酸對基因訊息由 DNA 轉換成每個細胞運作必須的蛋白，就好像一台轉錄儀器，而蛋白質就是有聲有畫面的電影。

全球官方對 mRNA 疫苗解釋為根據病毒表面棘蛋白的 S 基因設計，化學合成 DNA 模板再在試管中用 RNA 聚合，進行轉錄並做特殊修飾。最後的 mRNA 成品用奈米脂肪粒小球包裝保護，注射入人體，在血管中會被專責抗原傳遞的樹突細胞吞噬。從小球釋出的 mRNA 在細胞中被轉譯成棘蛋白，然後傳遞到細胞表面，成為讓免疫系統辨認的抗原，激發免疫反應，從而對抗新冠肺炎病毒。

聽似很不錯，不過事情總有另一面。在筆者進行不同資料搜集期間，亦發現全球不少知名學者與醫學界人士對 mRNA 疫苗的看法完全不同，甚至作出警告及反對。以筆者比較喜歡的德籍泰裔微生物學家 Sucharit Bhakdi 博士為例，他在無數訪問裡面公開說沒有注射新冠疫苗的需要，甚至連著作的名字也稱《冠狀病毒：誤鳴警鐘？》。

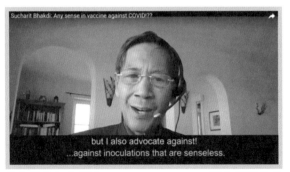

筆者認為知名學者 Sucharit Bhakdi 博士不同的公開訪問或者演說具有參考價值。他直言自己並非反疫苗，他反對的是毫無意義的疫苗接種，而他直指的正是新冠疫苗。（網上圖片）

另外，史丹佛大學 Meta-Research Innovation Centre 教授 Dr. John Loannidis 是世界上其中一個被引用得最多的著名學者之一，他分享的觀點與數據也能刺激客觀思考，值得一看。他於 2020 年 4 月，疫情開始在全球鬧得熱烘烘時，就站出來指出有關疫情死亡數據的資訊並未有區分到底是死於新冠肺炎還是帶有新冠病毒，繼而再直指統計數字經過過濾，並公開解說感染新冠肺炎的死亡率比官方數字低 50-80 個 5 倍，而且死亡率跟平時死於季節性流感的數字相約。

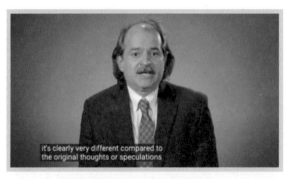

世界上一個被引用得最多的著名學者之一 Dr. John Loannidis 公開說感染新冠肺炎的死亡率比官方數字低 50-80 個 5 倍，而且死亡率跟平時死於季節性流感的數字相約。(網上圖片)

至於接種新冠疫苗是否會有微晶片被植入人體？這謠傳大概因為有個由 Bill & Melinda Gates Foundation（比爾及梅琳達‧蓋茨基金會）資助的科技研究，建議於接種疫苗時將特別的墨水造成一個隱形紋身那樣一同注射入人體，以儲存注射疫苗的紀錄。雖說不是微晶片亦不會追查到任何個人資料等，然而科技每天不斷的創新與突破，確是很難用普羅大眾的腦袋來分析或推斷。

　　然而令筆者覺得最難明的，是為什麼只要有學者去否定這個科技，去挑戰去質疑說新冠疫苗是人類史上最大規模利用民眾來做白老鼠的實驗時，不管那些學者擁有多專業的醫學背景、多豐富的經驗、地位本來有多被敬仰也好，在網路搜尋器裡面一找，便會出現大量網頁去反擊和遭受到種種抹黑，而有關他們偉大事蹟的相關資訊就會在虛擬世界裡面被消滅。到底是何方神聖想盡辦法要把他們滅聲呢？

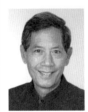

Sucharit Bhakdi 簡歷

　　著名微生物、傳染流行病學、免疫學學家。1970年德國 University of Bonn 醫科畢業；Max Planck Institute of Immunobiology and Epigenetics 研究（1972-1976）；哥本哈根 The Protein Laboratory 研究學者（1976-1977）；德國美因茨 Johannes Guttenberg 大學榮譽教授及醫學院微生物學及衛生首席研究學者（1990-2012 年）；就免疫學、細菌學、病毒學及寄生蟲學等發表過超過 300 個研究論文，是 2001 年德國 Aronson Prize，Order of Merit of Rhineland － Palatinate 學術獎得主。

筆者強烈支持／建議／鼓勵各位多接收不同資訊從而作出獨立性分析與批判性思考。畢竟，世上沒有絕對的對與錯，只有按照個人喜好去作出證明自己觀點的選擇。

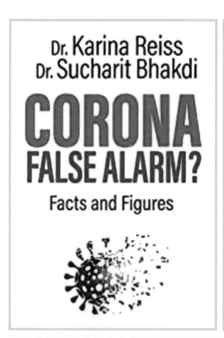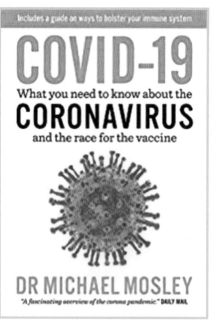

這兩本書都是由具有非常豐富醫學研究經驗的學者所撰寫，亦提供了新冠病毒、疫情、疫苗的另一面參考，大家不妨閱讀。

"Blind belief in authority is the greatest enemy of truth."

「盲目相信權威是真理的最大敵人。」

Albert Einstein
愛因斯坦

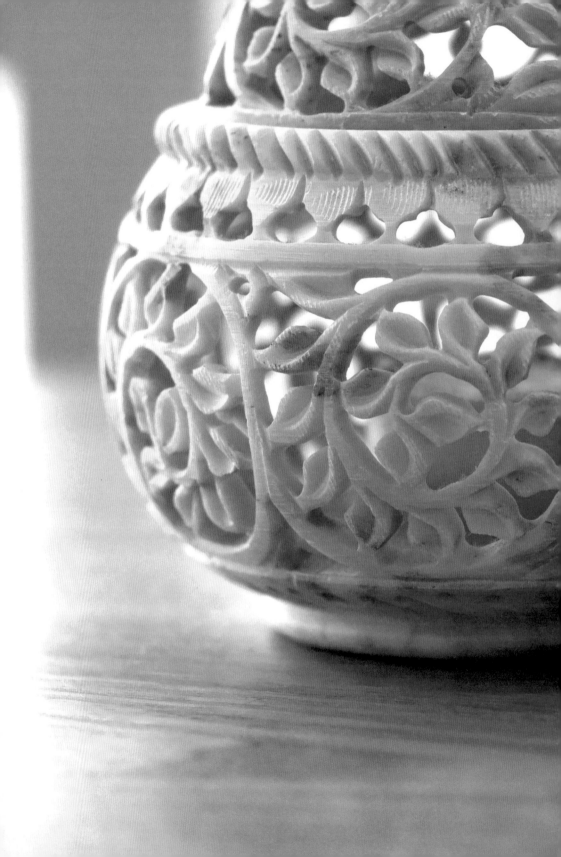

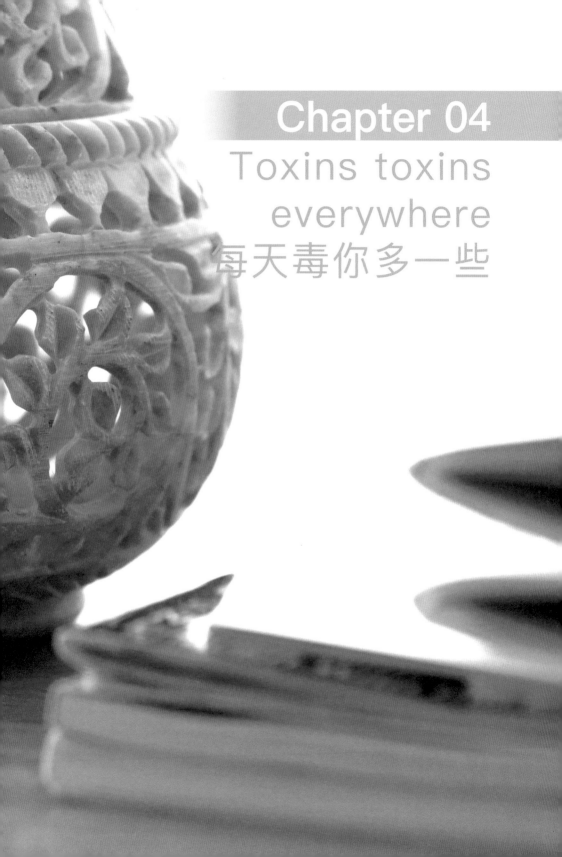

Chapter 04
Toxins toxins everywhere
每天毒你多一些

024
每天墮入糖衣陷阱嗎？

筆者曾經在《東方新地 More》專欄撰文寫過，如果這世上要戒吃一樣食物，筆者的選擇必定是：**糖**。

The Telegraph（英國電報）報導一項跨越 1980 － 2010 年於 51 個國家共 61971 人進行的研究指，帶糖份軟性飲料導致全球 184000 成年人死亡。在美國，每人每天平均食用 19 茶匙加工糖（306 卡路里），學童平均每天吃 34 茶匙糖！而有加工糖飲料（還未計其它加工食物）引發的死亡比海洛因和可卡因加起來的還要多 7000 宗，達 25000 宗！

2007 年，法國一項研究把可卡因餵飼給白老鼠直到牠們上癮，之後提供白糖作另一個選擇。結果顯示，94% 患上毒癮的白老鼠捨棄可卡因轉吃白糖。為什麼？因白糖在腦袋裡產生的快感遠比可卡因更為厲害，同樣的狀態在人類腦袋也有出現，刺激腦部產生不正常數量的 D2R（多巴胺受體蛋白），影響大腦獎賞系統，形成吃糖等於「好開心」的快感。因此，戒吃糖時有機會出現斷除症狀如：失眠、焦慮；牙齒和牙肉疾病、心血管疾病等。

加工糖不但沒有營養，消化後更使血液呈酸性。身體為保持血液微鹼性，消耗大量維他命礦物質（鈣、鋅、鎂、錳、鉻、鉀等）和維他命（B1, B2, B3, B5, B6, C）來平衡，對牙齒和骨骼有一定傷害，也有機會導致骨質疏鬆。有說，每一個分子的砂糖，需要身體消耗 54 個分子的鎂來處理它。

　　由於加工糖於消化後呈酸性，也引發各種炎症。炎症是很多疾病背後的成因，容易受細菌感染、患傷風感冒、患有念珠菌感染－不論是陰道（痕癢、有分泌物），或腸道（食物過敏、飯後腹漲、疲累乏力、鼻流清涕、痰多）者，要好好考慮戒糖了！

　　此外，進食加工糖對身體平衡血液葡萄糖水平機制造成負擔，短期是低血糖症，久而久之就是糖尿病 II 型。本身沒有做運動者，患上這些疾病的機率會躍升到頂啊！

加工糖（如：精製砂糖）有一半是人造果糖，而人體只有肝臟才能處理到。由於肝臟本身有其他功能及需要處理各種毒素早已不勝負荷，所以這類果糖會變成脂肪積聚在肝臟，造成非酒精形成的脂肪肝。而單是一包代糖，已超過 10000 種有害化學物質了！

所以，排毒要戒糖，現在懂了嗎？

無奈都市人要戒糖有一定難度，除了有機會出現以上所說的斷除症狀導致情緒起伏影響決心外，還因為它們會以各種隱藏姿態出現在太多太多食物裡！以為食物標籤上沒有出現「sugar」就安全？見到成分是「fructose」（果糖）或「honey」（蜜糖）就代表「健康」？那你就中計了！因為那些果糖或蜜糖是被化學處理過而非天然的。最後，如果在任何標籤看到「High Frutose Corn Syrup」（高果糖漿，簡稱 HFCS）的話，請你馬上放低，別買好了！

戒糖後快則 10 天，對人體代謝和神經系統已有很大好處。

本來是。但大家吃到的所謂黑糖很多是假的。

台灣《三立新聞》報導，市面上的手工製作古法黑糖，9成以上都是用粗糖再製的還原黑糖，用糖蜜調味再添加含強鹼和阿摩尼亞的「焦糖色素」來快速上色，冒充而成的。這種加工後的黑糖，不但沒有任何營養素，部分焦糖色素還含有甲基咪唑可導致神經中毒和致癌的物質。除了假黑糖，可樂、焦糖布丁、醬油或許多深咖啡色／黑色的加工食物都含這有害物質的。

近年大紅的黑糖珍珠奶茶，材料是牛奶、假黑糖還有可能是塑料的珍珠，您還敢喝嗎？而在銅鑼灣天天大排長龍的「老虎堂」，在台灣就是被爆用假黑糖的了。

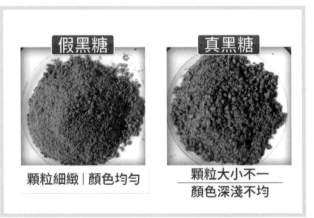

（網上圖片）

025
這輩子要跟甜食永別嗎？

雖然糖可以是天然的 — 不單是蔬果裡面有天然的糖，即使是 refined sugar（精製糖）本來也是來自植物，只是經過多重加工處理變成對身體無益的食物。

但食物製造商很狡猾，會用各種字眼的包裝令消費者覺得那個糖的成分是天然、無卡路里、健康，甚至不是糖。

在絕大部分的加工食物裡，也可發現有 added sugar（添加糖）。尤其在那些被推廣成為「健康食品」的穀物、果汁、能量條……等。

最常見的添加糖		
添加糖	無益程度	備註
Agave nectar（龍舌蘭花蜜）	＊＊＊＊＊	雖然血糖水平指數很低，但主要來自果糖 (90%)，比一般糖甜 1.5 倍，且加工過程令它失去營養和抗氧化價值
Agave Syrup（龍舌蘭糖漿）	＊＊＊＊	
Barley Malt（大麥麥芽）	＊＊＊＊	不是無麩質的
Beet Sugar（甜菜糖）	＊＊	
Brown Rice Syrup（糙米糖漿）	＊＊＊＊＊	很多嬰孩食品用的成分，米糖漿血糖水平指數達 98(非常高)，很多時更被砷感染
Cane Juice Solids（蔗糖方塊）	＊＊＊＊＊	
Cane Sugar（蔗糖）	＊＊	
Caramel（焦糖）	＊＊＊＊	

Coconut Sugar（椰子糖）	＊＊＊＊	或稱為 palm sugar（棕櫚糖），含糖成分高，70-80%，是蔗糖原型食物製造，血糖水平指數高
Date Sugar（棗糖）	＊	
Dextrose（葡萄糖）	＊＊＊＊	
Evaporated Cane Juice（原蔗糖）	＊＊＊＊	
Fructose（果糖）	＊＊	
Fruit Juice Concentrate（濃縮果汁）	＊＊＊	
Glucose（葡萄糖）	＊＊＊＊	
High Fructose Corn Syrup（高果糖漿）	＊＊＊＊＊	來自基因改造玉米，成分50% 葡萄糖 50% 果糖，跟方糖一樣，對健康有不良影響
Honey（蜜糖）	＊＊＊	一歲以下小童應盡量避免，因為蜜糖成分或會窩藏引發肉毒桿菌的細菌
Invert Sugar Syrup（轉化糖／還原糖）	＊＊＊＊	
Malt Syrup（麥芽糖漿）	＊＊＊＊	
Maltodextrin（麥芽糊精）	＊＊＊＊	
Maltose（麥芽糖）	＊＊＊＊	
Maple Syrup（楓糖漿）	＊＊＊＊	純楓糖漿雖是天然，含抗氧成分，不過 1/4 杯已經有 50 克糖
Molasses（黑糖蜜）	＊＊	
Sorghum Syrup（高粱糖漿）	＊＊＊＊	
Stevia（甜菊糖）	＊	含零卡路里，比一般糖甜200 倍
Sucrose（蔗糖）	＊＊＊	
Treacle（糖蜜）	＊＊＊＊	
Xylitol（木糖醇）	＊	非常低血糖水平指數（大概有 7），但有機會是基因改造
Yacon Syrup（雪蓮糖漿）	＊	

註：愈多 ＊ 愈無益

其實每種類型的糖都有其自身的「問題」：

Glucose（葡萄糖）－人體代謝得最快速的糖，可讓人的血糖水平暴漲。它的 GI 血糖水平指數得分為 100（最高可能）。

Fructose（果糖）－ 對胰島素產生或血糖水平均沒有影響，還具有相對低的血糖水平指數得分。但它必須被肝臟代謝，而且或會跟甘油三酯水平提升、代謝綜合症和體重增加有關。

Sucrose（蔗糖）是來自蔗糖植物的結晶白糖（食用方糖），它由 50% 葡萄糖和 50% 果糖組成。

所以少吃為妙。而最佳的糖，是來自原型蔬菜和水果啊！

切記千萬別吃的 artificial sweeteners（人造糖／甜味劑）

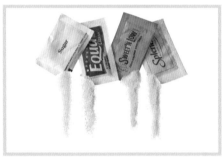

（網上圖片）

常見是那些一包包粉紅、粉藍或粉包裝的代糖 (Equal，Nutrasweet，Splenda 和 Sweet'N Low)。而這類「高危糖」，往往就是在汽水和零食裡面大量存在！

一般賣點：零卡路里，糖尿病人可食用

高危原因：人工合成，有強力證據表明可能導致心血管疾病的高風險和導致肥胖

常見種類：saccharin（糖精），acesulfame（安賽蜜）
aspartame（阿斯巴甜），neotame（紐甜）
sucralose（三氯蔗糖）

026
每天在吃農藥嗎？

現今社會，幾乎無食物是 100% 完全不含殺蟲劑，就算有機蔬果也有殘餘殺蟲劑。

EPA（美國國家環境保護局）指，殺蟲劑是用來控制害蟲和疾病攜帶者如蚊子、蜱、大鼠和老鼠，還用於控制雜草、昆蟲侵襲等。農藥有許多種，但大家一定要認識 Monsanto（孟山都）這家公司。它出產的除草殺手黃牌「Roundup」據說是與引致癌症和內分泌干擾的 Glyphosate（草甘膦）有關。其實這公司猶如一所世界食物製毒工場，先後發明有害的人造糖精和咖啡因供給可口可樂，又製造基因改造種子傷害天然生態環境，再反對基因改造標籤法。而最可怕是，這品牌已壟斷了市場，太多大家熟識的食物製造商也屬於它旗下品牌。

在香港常見 Monsanto 的旗下品牌：

 Aunt Jemima

 Cadbury 吉百利

 Campbells 金寶

 Carnation 三花

 Coca Cola 可口可樂

 Famous Amos

 Green Giant 綠巨人

 Healthy Choice 康之選

Heinz 亨氏

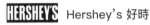 Hershey's 好時

 Hunts

 Keebler

 Kellogg's 家樂氏

 Knorr 家樂牌

 Kraft 卡夫

 Lipton 立頓紅茶

 Minute Maide 美汁源

 Nabisco 納貝斯克

 Nature Valley 天然谷

 Pepsi 百事

 Pillsbury

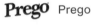 Prego

 Pringles 品客

 Procter and Gamble 寶潔

 Quaker 貴格

 Schweppes 玉泉

 Totinos

 Unilever 聯合利華

 V8

這公司在 2018 年 6 月跟世界最大藥業公司 Bayer（拜耳）合併，「拜耳」更有計畫將停用 Monsanto（孟山都）的名字於產品上。值得一提是同年 8 月 10 日，美國加州一位 46 歲患有末期非霍奇金氏淋巴瘤的場地管理員 Dewayne Johnson 成功控告 Monsanto 導致其身體出現頑疾，陪審團裁定受害人因平均每年使用 Monsanto 皇牌產品「Roundup」除草劑 30 次而患病，要求 Monsanto 賠償美金 $2.89 億。而該公司副主席依然否認 Glyphosate（草甘膦）跟癌症有關，還聲稱產品 40 年來是得到科學證明為安全的。不過，世界衛生組織早於 2015 年已曾發表這成份是有機會對人體致癌的。

數據指，1987 年代，全美國用「Roundup」每年總重量為 11 億磅；時至今日，「Roundup」每年平均用量已多達 300 億磅，全球總用量多於 94 億噸！而這有害農藥是直接用在美國出產 89% 的玉米農作物和 94%的黃豆，情況令人擔心。

大量證據表明，接觸殺蟲劑會使慢性病的發病率躍升，當中包括：癌症、糖尿病、神經退行性疾病如帕金森氏症，阿爾茨海默氏症和肌萎縮側索硬化症，導致出生嬰兒有缺陷、生殖障礙、哮喘等。

長期暴露於這些毒藥是非常危險的。數據顯示，每年在農業使用的殺蟲劑多達 20 億，佔了全球 1/5，而 EPA 保守估計全國每年最少有 300000 農民中毒，農夫平均壽命現今只得 49 歲。另外，因為發育

中的腦部對神經毒素的敏感度以及體重可承受的特定劑量緣故，孩童對這些毒素的中毒風險也較成年人高。有報告證實，胚胎從母體吸入殺蟲劑後，出生後 IQ 會比較低、患學習和行為障礙風險增加。2010 年於 Pediatrics 刊登的研究發現，過度活躍症小孩的尿液裡面所含的殺蟲劑是比中位數高出兩倍！

雖然有機蔬菜相對安全，但不少其實亦有使用殺蟲劑 – 只是用不同的殺蟲劑而已。USDA（美國食物藥品管理局）的有機殺蟲劑大致上來源也屬天然，傳統農業允許使用 900 種不同的人造殺蟲劑，而有機農業只允許使用 25 種人造殺蟲劑，而且用法受到約束。縱使如此，Standford University（史丹佛大學）的研究報告依然證實進食有機蔬菜可減少人體暴露於殺蟲劑及抗藥性的細菌。

Monsanto（孟山都）要賠 $289 萬美元給癌症患者！

2018 年 8 月，經過 8 個月聆訊，美國加州法庭的陪審團認為孟山都公司在知道其 Roundup 和 RangerPro 除草劑是危險的情況下卻並未有向消費者發出警告，導致當地一位學校園丁 Mr Johnson 被診斷患上非霍奇金淋巴瘤，是首個成功指控草甘膦與癌症有關的訴訟。

027
每天在飲毒水嗎？

飲水對人體有多重要已無庸置疑：把氧氣傳送全身、給細胞養分、協助排除毒素、影響腸道健康、把食物分解、保護重要器官……等。Journals of Clinical Oncology 刊登過，飲水愈多，患乳癌、膀胱和結腸癌的機會也隨之而降低的研究。

可是大部份人對食水採取被動及過度信任態度，忽略了食水質素。近年，中港臺三地出現含鉛及各種重金屬毒水的新聞屢見不鮮，高鉛水可破壞腦細胞、降低智商，導致學習障礙和行為問題；鉛還可去除身體所需的鋅，對健康做成負面影響。但水污染不僅存在亞洲地區，據《華盛頓郵報》一項調查指：美國環保署的記錄顯示，美國約有 20% 的食水系統被發現含有不安全的含鉛量。在 2012 年至 2015 年期間，於 350 家托兒中心和學校進行的鉛測試便有 470 個樣本不合格了！

令人更震驚的是，其實鉛並不是食水裡唯一所含的污染毒素。測試發現，致癌化學品 Chromium-6（鉻 -6）污染了超過 75% 人的供水。儘管如此，大型工業機構和大財團成功阻止了法規草議把鉻 -6 降低到安全水平。

在香港，日常飲用水約 70-80% 來自東江水。而廣東東江支流水質的重金屬和有機污染物含量嚴重超標。東江水源頭之一的「定南水」，因上游企業污染嚴重，沿岸居民無水可用。《中國經濟周刊》報道，十幾里長的「定南水」橫跨廣東、江西兩省，近年因上游化工企業非法排污，河流變成「死河」，間接影響水質。

以下是東江水源頭一帶的測試結果：

- 各流域的部分有機污染物及重金屬含量超出國家二級標準，
  當中以惠州段主流及塘廈段支流的污染最嚴重

- 中上游河源市水樣本含磷量超標兩成

- 中游惠州市段重金屬鐵超標 44%

- 東江支流造成沿岸農田的土壤污染，部分含超標重金屬的蔬菜
  已進入港人的食物鏈。化驗顯示，在深圳東門及香港各大菜市
  場蒐集共 200 多個菜芯、白菜及唐生菜樣本化驗，逾 6 成樣本
  有兩種重金屬超出國家標準，28% 有一種重金屬超標

- 文錦渡關口只為內地進口菜檢驗農藥，不會檢驗重金屬含量。
  加上，港府的驗菜標準太寬鬆，以鉛為例，國家及國際標準為
  每公斤 0.2 毫克，香港是 6 毫克

　　直到 2015 年住宅屋苑鬧出「鉛水風波」才令港人注意到自己原來
身在險境。其實除了鉛之外，食水中有機會含有多種其他有毒化學物質
還包括：藥物殘留物（農藥、獸藥、抗生素、抗抑鬱藥，激素、荷爾蒙，
止痛藥）、塑化劑、來自燃料的化學物質（稱為高氯酸鹽）等。繼而，
現行檢測標準又不夠全面，據說對毒性檢測只有大約 20% 的準確率。

而美國環境保護局的數據，更顯示美國人現在消耗的氯是可安全攝取量的 300-600 倍！為什麼食水中的氯這麼危險？因為當氯與水中常見的有機化合物混合，會產生有害副產的 THM（三鹵甲烷），在體內產生自由基，從而引發細胞損傷－即使是少量也能產生高度致癌性，患癌風險高達 93%！這種化學物質與各種疾病有關，除了癌症，還有生殖問題、免疫系統問題和心臟疾病。

- 發表在 Environmental Health Perspectives 中的研究也說明，氯的副產物與膀胱癌和直腸癌的風險增加有關

- 一項分析美國數千名癌症死亡的研究亦發現，飲用氯化水似乎會使患胃癌的風險增加 50-100%

- 2008 年一項研究台灣近 40 萬名嬰兒的分析 研究發現，懷孕期間用氯消毒的食水會增加嬰兒患心臟病、腭裂或嚴重腦缺陷的風險

- 刊登在 Annals of Allergy, Asthma and Immunology 年報的一項調查指，氯酚（水氯化的副產品）可能是食物過敏個案不斷增加的罪魁禍首

　　還有，由於氯能殺死細菌，當它被人體吸收後就會破壞有益的腸道細菌－亦即是破壞近 80% 的免疫力呢！

不全面的食水檢測

- 定期從抽水站、水塘、濾水廠、配水庫等抽取樣本進行的檢測不涵蓋大廈本身供水系統

- 「大廈優質供水認可計劃 — 食水」的準則，只檢測酸鹼值、色度、混濁度、導電率、鐵、埃希氏大腸桿菌以及總大腸桿菌群

- 更多重金屬以外的有害污染物，如：大廈 儲水缸和聚合物水管內搪層滲透出來的塑化劑和致癌化合物、承建商錯誤將食用水接駁到廁 所水令廁水倒流所帶來的污染物、清洗水缸時殘餘的化學品、水源污染帶來的的污染物等不在檢測範圍以內

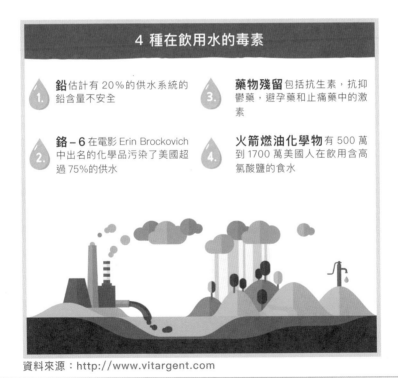

4 種在飲用水的毒素

1. **鉛** 估計有 20﹪的供水系統的鉛含量不安全

2. **鉻－6** 在電影 Erin Brockovich 中出名的化學品污染了美國超過 75%的供水

3. **藥物殘留** 包括抗生素，抗抑鬱藥，避孕藥和止痛藥中的激素

4. **火箭燃油化學物** 有 500 萬到 1700 萬美國人在飲用含高氯酸鹽的食水

資料來源：http://www.vitargent.com

028
每天在吃亡命快餐嗎？

筆者已經超過 10 年沒有光顧過大型連鎖快餐店，快餐並不限於大型連鎖快餐店的炸雞或漢堡包等食物，嚴格來說，快餐是任何從袋子、盒子、包裝紙裡面拿出來且預先製成讓人方便吃的食物。部分快餐包括：

- 薯條
- 麵包圈、牛角包、非天然成分麵包
- 能量條
- 汽水
- 雪藏食品
- 加工的熟食肉
- 起司
- 曲奇、蛋糕、糖果
- 任何用白麵粉造的產品
- 加工零食

美國 NRDC 調查指，大家熟識的快餐連鎖店如 KFC（家鄉雞），Starbucks（星巴克），Domino's Pizza（多美樂 / 達美樂披薩），Burger King（漢堡王），Dunkin Donuts（唐恩都樂），Dairy Queen(冰雪皇后) 等所用的肉類全部不合格，低分但在合格標準範圍的只有 Subway（賽百味）、麥當勞、Pizza Hut（必勝客），雖說各地肉類供應商也不同，但相信結果不會差太遠。

吃了這些肉不但會令人類對藥物抗藥性減低，亦能傷害身體導致糖尿，癡肥、癌症、中風及引發其它疾病。由於這些食品會製造很多體內毒素，使腦部健康和精神健康出現變化，激發抑鬱症、精神病及其它情緒問題。

根據 Public Health Journal 刊登的研究指，1 個禮拜吃兩份快餐的人有機會引發抑鬱症的機率俾很少吃快餐的人多 51%；另一份刊登在 Journal of Adolescence Health 指，年輕時每週吃 1 份炸薯條的人可增加日後患乳癌風險高達 27%；又一份刊登在 Circulation 的報告發現，每週吃 1 次快餐的人可增加冠心病死亡率多達 20%，如果吃快餐的次數多至每週 2-3 次，死亡比率可增至 50%！

一般而言，吃快餐令身體積壓毒素而出現的徵狀有：腦霧、情緒波動、焦慮、暴力和侵略性行為；而小孩會有機會出現過度活躍、情緒化和不合作的表現。讓小孩經常吃快餐不單影響他們健康，還會影響他們的後代，有研究顯示快餐的毒素能損害到基因層面。

你呢？你多久會吃一次快餐？你多久會帶小孩去吃一次快餐？縱使快餐食物堆滿了不健康的脂肪、有毒化學物質、荷爾蒙、藥物、填充物和所謂的「天然味道」添加劑，導致腺粒體失調、肥胖、癡肥、組織發炎、疾病，甚至死亡，但很多人依然喜愛選擇吃快餐，因為快餐便宜、方便、好吃而且被社會廣泛認同。可悲是，很多大型快餐連鎖品牌的食物設計，是有企圖地去令顧客上癮導致健康受損。

如果以上資料還未夠讓你對快餐卻步，那麼讓筆者分享一篇曾閱讀過的文章，看看全球最有名兼有「邪惡快餐」之稱的「M記」，食物到底含有什麼成分：

Ammonium Sulfate（硫酸銨）

無機鹽，主要用作肥料，也被添加到 Monsanto(孟山都) 的農藥中，使其更有效。同時間，硫酸銨也是阻燃劑！食用硫酸銨可破壞人體激素系統

Dimethylpolysiloxane / Silicone Oil（二甲基聚矽氧烷 / 矽油）

用於填縫、潤滑劑和隱形眼鏡。矽油是不可生物降解的，也損害海洋生物，但卻可以在炸雞塊中找到

TBHQ（特丁基對苯二酚）

儘管被稱為「安全」，但 FDA（美國食品和藥物管理局）已嚴格限制用在食物中。研究表明，長期服用 TBHQ 可導致 ADHD 症狀加重、胃癌和 DNA 受損

Propylene（丙二醇）

使汽車用的防凍劑吸收水分的化學物質，也會用於治療燒傷。如果長時間留在身體，會產生嚴重的負面影響，如有眼部疾病、皮膚過敏症，還可能抑制中樞神經系統功能

Carminic Acid（胭脂紅酸）

昆蟲產生胭脂紅酸以阻止捕食者，但快餐業將這些蟲子粉碎用作為食用色素放在食品中。要壓碎約 70000 隻昆蟲並浸泡在酒精中才可生產一磅色素

Cellulose（纖維素）

幾乎每種快餐食品都含有纖維素，它也被稱為加工木漿，用在奶酪、沙拉醬、鬆餅、草莓糖漿等。纖維素是低碳水化合物食品的主要成分之一，原來我吃了漢堡包而吸取的碳水化合物來自很多難以消化的「木頭」

Industrial Sand（工業用沙）

正式的名稱是二氧化矽，這種工業用砂一般用於製造玻璃、光纖和水泥。而快餐店售賣的肉裡面往往有這成分來防止肉類結塊。其實這成分被人吸入是有危險的，但在食用層面卻變成「安全」，這些歪理實在令人費解

Cysteine-L（半胱氨酸 -L）

由人毛和鴨毛合成的氨基酸，一般用於調味肉類、軟化麵包和糕點。WebMD 報告說它可引起嘔吐、腹瀉、便秘、皮疹、發燒、頭痛、嗜睡、低血壓和肝臟問題

Prescription Medications（處方藥物）

雞飼料中含有驚人數量的處方藥物，包括抗抑鬱藥甚至一些禁用藥物。而 John Hopkins University（約翰斯·霍普金斯大學）一項研究發現，這些禁藥經常在快餐店的雞肉產品裡面找到

Dimethylpolysiloxane（二甲基聚矽氧烷）

常用於橡皮泥和乳房植入物的化學品，還含有甲醛

世界衛生組織估計每年有約 280 萬人死於跟肥胖有關的狀況，加上在快餐店食物裡面找到的化學毒素和致癌物，「亡命快餐」帶來的危險性確實不容忽視。

「M 記」有心洗底！

　　全球最大的「邪惡快餐」屢被發現用有害物，又屢次認錯之後，於 2018 年 9 月宣布美國全國的店將剔除麵包、巨無霸醬汁和起司的防腐劑。包括：Calcum propionate E282（丙酸鈣）、Calcium disodium EDTA E385（鈣二鈉）、Potassium Sorbate E202（山梨酸鉀）、Sodium benzoate E211（苯甲酸鈉）和 Sorbic acid E200（山梨酸）。除此之外，也承諾過會改用非工廠式生產的雞蛋和改用公平貿易咖啡豆，但未知進展如何。

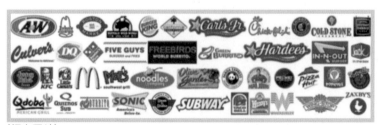

（網上圖片）

029
每天在吃毒肉嘛？

　　筆者曾經在 2004 至 2009 年期間茹素 5 年，之後多年再吃葷，但就是個 「Flexitarian」（意思是一個有彈性的素食者），吃肉的比例相對少，大概佔 20%，而現在再度茹素。

　　憑做量子諮詢的經驗所得，縱使有些客戶已戒掉西藥多年，但分析結果依然得出體內發現有各種藥物如：麻醉藥、精神藥、荷爾蒙藥和抗生素等存在，他們甚至從來沒服用過精神藥物但體內居然有其縱影。是的，他們真的沒有服食，但他們進食的牛、豬、雞……等動物有！

　　以牛肉做個例子：市面上普遍分 3 種：Corn Fed（玉米飼餵）、Grass Fed（草飼餵）、和 Organic（有機）。大部分日常食用的肉類，是來自環境既狹窄又惡劣且非常不人道對待動物的飼養場（俗稱「工廠農場」），而採用的飼餵方法，會直接影響人類健康。

　　其實牛、羊、鹿和其他放牧動物等反芻動物，是擁有一個人類沒有的消化能力。 我們只有一個胃，而牠們則擁有一個瘤胃－一個讓細菌將纖維素轉化成蛋白質和脂肪，約 45 加侖容量的「發酵工場」。然而，飼養場用玉米和其他穀物飼養牛隻（即是 Corn Fed) 的話，是很難完成被轉化過程的。

傳統上，所有牛肉都該是草飼牛，但現却被成本較便宜，且生產速度快的工廠農場牛肉取代了。要知道，七十五年前，牛隻要養到 4–5 歲才可被屠宰，但如今餵飼穀物令牛隻生長得極快，可於 14 – 16 個月大就被宰了！這種非自然的快速飼養法是需要大量玉米（基因改造的）、大豆蛋白補充劑（基因改造的）、抗生素，以及其他藥物如生長激素等來做到。牛隻被飼餵抗生素就順理成章讓新的「超級細菌」出現，人類因為進食了這些肉類便對抗生素產生了抗藥反應，疾病因此亦開始無法被治癒。 再者，餵養玉米與穀物，令導致牛隻致命的大腸桿菌 O157：H7 細菌流行率增加，當牛被穀物餵養時，腸道變得更加酸性，促使病原性大腸桿菌的生長，對人類健康造成威脅。

至於 Organic Meat（有機肉類），也不代表完全健康，因為有機不代是草飼；同樣地，草飼的也不代表是有機。牧場上的動物有時會在合成肥料或除草劑處理過的土地上吃草而令體內充斥毒素。所以標籤明確標明肉類既是 Organic Grass Fed Meat（草飼有機）的話，相對可安心食用。

草原牛肉當然有它的優點，但也有很多隱憂：首先是售價非常昂貴；另外，草飼產品的飽和脂肪含量仍然屬於高，膽固醇含量也高，亦缺乏纖維和許多營養素；由於處於食物鏈的高位，通常也含較高濃度的環境毒素。最後就是不管草飼或是工廠農場的牛隻所排放的甲烷和一氧化二氮據說也會助長全球暖化、使土壤酸化而減少生物多樣性，損害臭氧層。

也許，長遠來說，吃少點肉是排毒的其中一條出路。

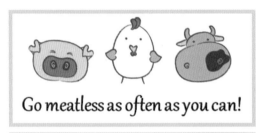

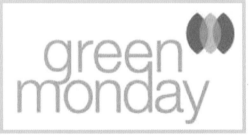

green monday 是香港一家推廣綠色星期一的
社企。憑著無比大的願景與努力，近年已經成
為國際知名的品牌（網上圖片）

美國雞有毒？

　　FDA 於 2017 年承認，市面售賣的雞有 70% 都含有一種非
有機砷的物質，令雞隻看起來更肥美和肉色更粉紅；50% 的雞則
含有有機砷，而藏有最多毒素的位置就是雞肝。

030
每天在吸毒氣嗎？

我們每天平均吸入 11000 公升的空氣，如空氣受污染，迅間已可以把毒素帶到體內每個細胞。有研究指出，室內空氣甚至可以是比室外空氣被污染多 100 倍！

一個人受到室內空氣污染跡象有：鼻塞、睡眠質素不好、疲勞、打噴嚏、喉嚨痕癢、流眼水、皮膚出疹、咳嗽、胃痛 …… 等，嚴重的話甚至可以跟癌症、心臟疾病、肺病有關。WHO（世界衛生組織）也認同受室內空氣污染影響的孩童更容易出現健康狀況。

家裡的空氣污染情況可謂「內憂外患」。

內憂的來源包括：

- 清潔產品
- 黴菌和濕氣
- 空氣清新劑
- 含有合成香料和其他化學化合物的香水和除臭劑
- 氣體灶，烤箱和烘乾機
- 蠟燭和壁爐
- 燒焦的食物
- 用不粘鍋（易潔鑊）煮食
- 預防及控制昆蟲化學品
- 煙草製品
- 白蟻，蟑螂和塵蟎（及牠們的糞便）
- 建築材料中的化學物質（如石棉、甲醛、鉛）
- 房屋油漆，地毯和家具中排出有毒的揮發性有機化合物（VOC）
- 各種細菌和病毒

外患的來源包括：

- 通過通風系統和打開的門窗進入的花粉，灰塵和污染物
- 氡污染（可從建材裡面釋放出來）

保護自己的方法其實很多：

- 禁止室內吸煙
- 確保廚房，浴室等的排氣扇向外排氣，將室內濕度保持在 50% 以下
- 安裝通風口和風扇
- 確保氣體設備排氣到室外
- 將化學品，油漆或溶劑存放在陰涼處
- 只購買不含甲醛的「綠色」家具
- 使用低揮發性有機化學 (VOC) 塗料
- 定期清除塵蟎，寵物皮屑和碎屑
- 使用環保無毒清潔用品
- 經常打開窗戶
- 定期清潔或更換家中的所有過濾器 — 尤其是空調、空氣淨化器和真空吸塵機
- 梳理好寵物
- 清潔在牆壁、浴簾、水槽上任何發霉的污跡
- 購買優質的空氣過濾系統

031
每天在吃塑膠嗎？

　　有沒有發現近年購物經常看見「BPA Free」這字眼？大家也意識到 BPA（聚碳酸酯，是許多塑料中的一種化學物質）有毒，然而有多毒就未必了解。

　　一項發表在 Experimental Biology and Medicine Journal 的研究調查了 BPA 與在工業化國家變得越來越普遍的 IBD（臨床前炎症性腸病）之間的關係。IBD 是一個涵蓋腸道多種炎症性疾病的總稱，可包括：潰瘍性結腸炎、克羅恩病和原因不明的慢性疾病症狀如腹瀉和腹痛等。雖然 BPA 最常用於塑料，但它也存在於非塑料的食品儲存容器中，如：罐頭、供水管、牙科密封劑和復合材料等。研究也發現，BPA 可從食品儲存容器和其他物品洩漏到食物和供水裡面，大大增加了不育、心臟病、體重增加及癌症等風險。

　　要知道，即使 BPA 用量很低也好，已足夠對人體造成傷害，增加結腸的損傷和降低微生物群的水平而引發炎症。此外，長期暴露於 BPA 的毒害中，會使 IBD 整體症狀惡化，甚至令死亡率增加。人體中最受 BPA 所帶來負面影響的細菌類型，是產生和分解血清素的細菌，那是一種神經傳遞的關鍵物質，當數量不足時便會引致焦慮和抑鬱了。這也正好反映了自然療法裡面經常提到的 gut-brain axis（腸 - 腦連接），及微生物組織如何影響心理健康。

BPA 也是一種內分泌干擾物，可模仿人體的荷爾蒙，再干擾自身荷爾蒙的產生、分泌、運輸等功能。2013 年，來自 Brigham and Women's Hospital 的結果顯示，BPA 會影響人類的卵子成熟；到了 2015 年再有研究指 BPA 可以干擾涉及腦下丘和腦垂體的內分泌功能，影響青春期和排卵導致不孕，更可能是終生和跨代的影響。而對男士來說，BPA 增加患陽痿機會甚至影響性慾和射精。

　　WHO（世界衛生組織）對 BPA 危害的報告亦指出，我們實際的 BPA 暴露率往往高於估計。很多人信奉的 FDA（美國食品藥物管理局）則繼續支持食品包裝使用 BPA，認為用料滲入食物中的份量「很小」，所以屬於「安全」。

　　在筆者一連串的研究和閱讀裡找到兩個有趣的結果：哈佛大學對 77 名學生進行的一項研究發現，飲用 BPA 膠瓶飲用水一周可將 BPA 水平提高 2/3；而另一個報告發現，在完全沒有進食從罐頭或塑料包裝中取出的食物 3 天，被研究對象體內的 BPA 水平會顯著下降！

現在許多公司已經意識到 BPA 的害處，並用其它替代品來製造產品。但最常見的替代品 BPS 其實可能同樣有害，因為雖然 BPS 被認為不太可能滲出，但有測試顯示 81% 美國人體內存在這物質，加上 2018 年 9 月，史上最猛烈的超強颱風「山竹」吹襲香港後，某私人屋苑的地下變成了一大片發包膠海，而在清理期間竟發現 1996 年的快餐店漢堡包盒殘骸及 1980 年代的蒸餾水膠瓶子，這實在是大自然給大家的警號。

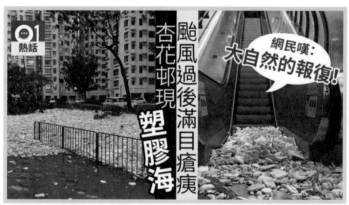

圖：香港 01 新聞

哪裏有 BPA ？

BPA 存在於聚碳酸酯塑料中，常用於製造容器以儲存食品和飲料的水瓶、嬰兒用奶樽、塗覆金屬產品內部的環氧樹脂中（如：食品罐、瓶蓋和供水管）、牙科密封劑和復合材料、雷射碟、眼睛鏡片、醫療器材、運動器材等。

032
每天在吃石油嗎？

　　大家有否想過：使用石油製品對身體可以多有益呢？很多調查報告會告訴你：石油啫喱已有過百年歷史，沒證據證明有害。再者，凡士林是經過純化的，而曾經被歐盟禁用的產品不是這種「白色」的石油啫喱，而是有色的那些云云。

　　Petroleum Jelly（石油啫喱）充斥市場，即使產品不含此成分，卻又含有其它同樣對人體有害且類似的化學或致敏成分如：Mineral Oil、Petrolatum、Liquid Paraffin、Paraffin Oil 等礦物油。根據 Journal of Women's Health 2011 年一份報告指，以上所說礦物油所含的 Hydrocarbons（碳氫化合物）是人體最大的污染，而大部分都來自化妝／護膚品，這些物質在人體有入無出，還會導致荷爾蒙紊亂。EWG 報告則指出生產石油類製品屬無王管，任何程度的含量也合法，而22% 含石油類成分的化妝品，又含一種1,4 dioxane 的致癌物是市面很多面霜的成分。

　　由於每個單位所做的檢測都有不同方向、不同目的及不同方法來隨機抽樣進行，因此沒有任何一個結果是全面的。例如，據筆者調查所見，香港消費者委員會於 2012 及 2017 年均有做過護唇膏的檢測，最近一次是針對有沒有含石油成分而進行。結果，凡士林、露得清、MAYBELLINE、LipHop 出品的護唇膏均含石油成分；陪伴港人長大的「曼秀雷敦」則沒有標明；Burt、DHC、妮維雅、施巴、EOS、GLYSOMED 等品牌雖不含石油成分，但不等於跟安全掛勾！因是次被驗出不含石油成分的品牌，不少在以前的測試中證實含重金屬、Phthalates（鄰苯二甲酸酯）、Paraben（羥基苯甲酸酯），及防腐劑等

化學物質報告裡面均榜上有名！另外買護唇膏需要留意的其它成分還包括：Lanolin（羊毛脂）、Fragrance（香料）、Preservatives（防腐劑）或 Sunscreen（防曬劑 S）等添加物。

　　你可笑筆者奢侈，用 100% 天然、安全的護唇膏比一般貨色貴幾倍，但其實一百幾十塊一支，平均可用 4-6 個月，每月才幾十塊而已！但用得安心以外，還真的具備滋潤、保護、甚至療癒功效。別以為 Beeswax（蜜蠟）護唇膏就一定好，有些是經過漂染，有些或是人造的啊！

　　最後一提，一層膩膩的、密封皮膚的石油啫喱，是一種 emoillient（軟化劑）而不是 moisturiser（潤護劑），對皮膚的滋潤只是一種手感的幻覺而已。

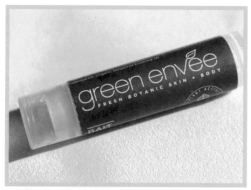

筆者使用六年的護唇膏品牌，安全有效而且具療癒功能（網上圖片）

033
每天被 GMO 改造嗎？

縱使 Monsanto（孟山都）公司聲稱其產品對人類無毒，也找來許多科學家來重申這點，且告訴大眾草甘膦安全的原因之一，是因為草甘膦殺死雜草的機制乃通過中斷一個叫 Shikimate Pathway（莽草通道）的過程。

他們辯稱莽草通道是植物攝取碳水化合物並將其轉化為氨基酸的過程，是蛋白質的基本組成部分。然而人類細胞中並沒有這種通道，它不過是一種僅在植物和細菌中發現的胺基酸，所以便勸喻消費者不需要擔心。但事實上，人體內 40 萬億個微生物細胞中的許多細菌也依賴於莽草通道產生的氨基酸（如苯丙氨酸，酪氨酸和色氨酸）。

以前，如果你不想吃到草甘膦，可避免食用傳統種植的基因改造農作物如：玉米，黃豆、油菜、甜菜和棉花……等。可是，新的基因改造農作物已開始進入市場，這包括了加拿大的養殖鮭魚、蘋果、土豆，夏威夷木瓜，西葫蘆和黃色西葫蘆。

基因改造玉米和黃豆也普遍是食物添加劑的原材料並化身以下名字，
可說是無處不在：

- Aspartame （阿斯巴甜）
- Sodium Ascorbate（抗壞血酸鈉）
- Vitamin C （維生素 C）
- Citric acid （檸檬酸）
- Sodium Citrate（檸檬酸鈉）
- Ehanol（乙醇）
- Natural Flavorings（天然香料）
- Artificial Flavorings（人造香料）
- High Fructose Corn Syrup（高果糖玉米糖漿）
- Hydrolyzed Vegetable Protein（水解植物蛋白）
- Lactic Acid（乳酸
- Maltodextrin（麥芽糖糊精）
- Monosodium Glutamate（谷氨酸鈉）
- Sucralose（三氯蔗糖）
- Textured Vegetable Protein / TVP（紋理植物蛋白）
- Xanthan Gum（黃原膠）

草甘膦現在亦有被用作乾燥劑，噴灑在非基因改造工程的農作物
上，以便在收割前將其弄乾。這些農作物包括：小麥、大麥、燕麥、多
種豆類、 葵花籽和土豆，這也意味著，「非基因改造」的食物，仍然會
有被草甘膦噴灑過的機會，大家在吃 GMO 也懵然未覺。

034
飲奶有毒？

人類是地球上唯一一個在脫離嬰兒期後還飲奶的物種。

牛奶確實蘊含生長所需的所有營養，並提供豐富的鈣、維生素 D、核黃素 (B2)，維生素 B12、鉀和磷。但由於現代工業生產的牛奶幾乎也是來自最近懷孕的乳牛，所以還會含有很多激素。

乳製品激素被認為是與痤瘡發病率及增加某些癌症風險有關的原因之一— 特別是前列腺癌，亦有許多研究探討了乳製品與心臟病之間的關繫。也許最大型的研究是由哈佛大學 T.H. Chan 公共健康學院研究人員在 2016 年發表於 American Journal Of Clinical Nutrition 上，報導一項 43000 名男性和 187000 名女性的研究報告。當全脂乳製品的熱量被全穀物中的碳水化合物取代時，心臟病風險下降了 28%；另一方面，用紅肉代替乳製品則導致心臟病風險增加 6%。

進食乳製品另一個衍生的問題是乳糖不耐症。嬰兒時期，人體會產生一種叫做乳糖酶的消化酶，以分解母乳中的乳糖的。但隨著成長，許多人會失去這能力，世上約 75% 人口是無法分解乳糖的。地球上唯一能夠消化乳糖的種族群體是 Caucasians（高加索人），大多數非洲人、亞洲人、阿拉伯人和土著血統的人也是無法分解乳糖的。此外，乳製品會導致乳糖不耐症的人消化不良。

榮登紐約時報暢銷書作家十次的 Dr. Mark Hyman 指，進食乳製品與消化問題息息相關，甚至有機會增加患上某些癌症（包括前列腺癌和乳腺癌）的風險。哈佛大學再有兩項針對 20855 名男士及 47871 名男士而進行的研究發現，每天喝兩份或以上牛奶，患前列腺癌風險分別增加 34% 和 60%。

　　醫學博士 Neal Barnard 曾寫道：「乳製品含大量不良脂肪和膽固醇，或會增加患哮喘以致某些類型癌症的風險。前列腺癌的發病率和死亡率增加均與進食乳製品有關，卵巢癌也如是。」以為喝脫脂奶會好些嗎？脫脂過程中讓牛奶充滿糖分，奶糖佔脫脂奶卡路里的 55%，這個數字，跟喝汽水相約！

　　順帶一提，筆者都被教育到牛奶是強健骨骼和預防骨質疏鬆症的必需品，但事實根本並非如此。臨床研究指，乳製品對人體骨骼幾乎沒有幫助。Harvard Nurses' Health Study 對超過 72000 名女性進行了 18 年的隨訪，結果顯示增加牛奶吸收對預防骨折風險不但沒有作用，反而還增加骨折率達 50%！還有 2012 年哈佛大學再做的研究同樣顯示，在 6712 個年輕人裡面，孩童年代好活躍且喝最多牛奶的骨折率也是最高。

現在不少科學家都認為從其他食物如全植物食品 – 如西蘭花、水果、豆類、豆腐、全穀物、堅果、種子、藜麥和海藻……等來攝取鈣、鉀、蛋白質和脂肪比飲用乳製品更佳更健康。

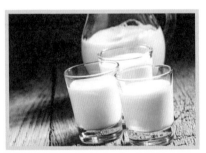

遠離牛乳和乳製品幾個禮拜，你應該已可以注意到鼻竇、鼻後滴漏、頭痛、腸易激綜合症、整體能量和體重等均有改善（網上圖片）

牛奶入面有什麼？

1.35 億 糞便白血球（膿細胞）＋ 牛生長激素 ＋ 抗生素 ＋ 糞便 51 微克膽固醇 ＋ 300 卡路里 ＋ 16 克脂肪 ＋ 酸性蛋白質＋來自骨頭的鈣

資料來源：David Wolfe 專頁

035
吃麵包有毒？

　　各位有試過明明不是太餓，但在路經麵包店時因為被撲鼻而來香噴噴的新鮮出爐麵包味誘惑，於是情不自禁買個來吃嗎？筆者以前就是這樣，但自從知道吃那些麵包其實是把一大堆化學物咬進身體之後，便沒有再成功被引誘了。

　　市面賣的一般麵包，含大量食物添加劑和防腐劑，成分相當毒害，對身體所引發的炎症尤其厲害，甚至有機會跟多種疾病如：小孩專注力不足或其它學習障礙、濕疹、腸胃健康失衡、糖尿、類風濕關節炎 …… 等有關。諷刺是，愈是吸引消費者的麵包賣點就愈是有害 。又鬆又軟嗎？是加了添加劑；保鮮期很長嗎？是加了防腐劑；色澤鮮明金黃嗎？是加了人造色素。

在麵包店或超市買麵包，須特別要注意以下添加成分：

添加劑	作用	備註
E282	抑制微生物及霉菌生長	對兒童認知、行為、專注力、睡眠有影響
E322	增進口感鬆軟	乳化劑，大多為基因改造成分
E471	提升麵包鬆軟度，延長保鮮期	含反式脂肪對整體健康有影響，尤其心血管；而且不用列明在標籤上
E477, E481, E494	保持麵包膨脹感	乳化劑
E927a	麵包漂白劑	對整體健康有影響
酸粉	模擬天然酵母麵包的果香味	食物添加劑
色素，香精	賣相吸引，味道香濃	對整體健康有影響

香港市面買的白麵包，含有最多防腐劑的是歷史悠久深入民心的嘉頓「生命麵包」，名字與實際營養完全成反比，相當諷刺。

　　香港傳媒曾經對市面方包（白麵包）做測試，搜羅 8 間麵包生產商所售的 9 款，最少的含 1 款添加劑，最多的含 17 款，當中有 4 款不含防腐劑。把麵包放在辦公室同一環境下實測，結果防腐力最強的 4 款方包，在第 12 天仍然完全沒有發霉跡象。

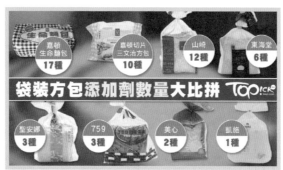

圖：Topick.hket.com

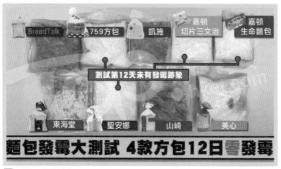

圖：Topick.hket.com

早於 2011 年，繼台灣發現食品滲入塑化劑事件後，香港電台節目《鏗鏘集》製作了一輯「人造色香味」探討食物添加劑以及化學麵包的問題，可是未引起普羅大眾的關注而已。而同一個節目其實多年來也努力製作了不少這類題材的節目，建議各位有機會請於網上瀏覽，重新認識自己的毒害生活從而作出新的選擇。

今年許多朋友都在家裡添置麵包機，疫情困在家期間更造就了不少家庭麵包師傅出來。相信大家也感覺 DIY 麵包會是最安全的吧？其實安全不安全，是看用上什麼成份，而並非誰是麵包師傅呢！

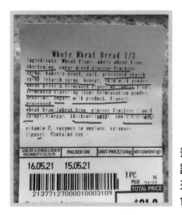

筆者的父母最近買了一款全麥方包，說價錢夠貴所以應該安全。成份標籤來看看，結果當然不似預期。畫上紅色線的，正是人造成份。

市面上超過 90% 的全麥包都是假的！

100% 全麥麵包需含有小麥外面麩皮、麥胚芽和胚乳的全麥麵粉製造。麩皮中含有大量的維生素，如 B 族維生素（葉酸、煙酸、硫胺素）和維生素 E、礦物質如鉀、硒、鐵等及纖維素。然而，坊間大部分的麥包，為了降低成本和大量生產，其實是用已經沒有麩皮的小麥粉，再加上俗稱「黑水」的人造焦糖色素而製成。為了進一步增加口感，當然也會加入很多添加劑和反式脂肪。

036
家裡有毒？

　　BBC 報導美國 Colorado University（科羅拉多大學）一項研究發現，日常家用產品中的化學物質是城市空氣污染的主要來源，比汽車排放的廢氣還要高。 大約 95％的原油用於燃料生產，而約 5％的原油被精煉用於家居清潔和個人護理等化學品中。 但車輛燃料是會被燃燒（主要產生二氧化碳和水），許多家用產品的毒氣只會繼續漂浮在空中。這些原油常被用作溶劑 – 如指甲油去除劑、噴髮膠等、地毯清潔劑等。

　　2017 年，Norway's University of Bergen 發表在 American Thoracic Society's American Journal of Respiratory and Critical Care Medicine 的報告指，長期經常性使用這類產品對人體肺部功能造成的傷害如同每天抽 20 根菸！他們還發現，經常使用這些產品的女性哮喘發病率也增加。

　　法國科學家於 2017 年 9 月進行另一項研究結果也顯示，每周至少使用一次消毒劑清潔的護士患肺部疾病的風險亦增加 24％至 32％。

　　到底有多少個家庭愈是想家居環境衛生卻在不知不覺間令自己及家人慢性中毒？

037
洗衣有毒？

　　洗衣本身無害，有害的是藏在洗衣機裡面的黴菌及你選用的洗衣產品。

　　在筆者做過的所有健康諮詢個案，近乎 99.9% 人體內或多或少也有黴菌／霉菌存在。當然，有濕疹等皮膚問題人士會比較嚴重，然而，即使沒有濕疹或者念珠菌者，但重複出現莫名其妙的身體狀況，如：頭部經常有腫脹壓迫感、氣管痕癢、睡多少也極疲倦失眠……等等，也很可能跟體內「發霉」有關。

　　體內霉菌的形成，除了飲食，更多時候是因為環境因素所致。以香港為例，每年 3、4 月份的天氣，是霉菌、念珠菌等特別活躍出來騷擾人的季節。濕疹患者在飲食上和生活習慣上都必須多注意，不過很多時候，往往被忽視的是個人護理產品還有洗衣機和洗衣產品帶來的影響。

　　關於洗衣清潔劑和衣物柔順劑如何刺激皮膚、引發濕疹或其它過敏的研究報告實在不少，也非常合理。使用化學洗衣清潔用品，超濃縮的「酵素」洗衣用品更尤其毒害。而每天把充滿毒素的「乾淨」衣服、內褲穿在身上；沖涼後，躺在充滿化學物質的枕頭被舖上，令致敏原直接接觸和刺激皮膚，暢通無阻。另外，由於家裡未必有添置乾衣機，洗衣後在潮濕的環境裡晾乾衣物，這乾衣的過程中已沾滿各種霉菌了。

某年某天，筆者在洗完白色衣服後總覺得有點點微細的黑點遺留在衣物上，而且衣物常常有「嗡」味（衣物潮濕未乾透的味道），感覺非常困擾。心血來潮檢查一下洗衣機，結果幾乎把自己嚇暈了！洗衣機的膠邊，積聚了厚厚兼黑黑的發霉層（其實洗衣機只用了兩年不夠）。筆者瘋了一樣花了一整天以天然方法用力把霉菌清理，雖然

網上重溫筆者的恐怖經歷

成功，但最後求安心起見，還是把整條膠圈換掉，且換了一隻防霉的天然洗衣液，但問題還是重複出現。結果，筆者於 4 年裡面，換了 3 台洗衣機，最後添置了一台昂貴的洗衣機和乾衣機才成功。

　　解決問題的關鍵其實不是在於價錢，而是筆者用昂貴的價錢去強逼自己每次洗衣之後要好好清理洗衣機，抹乾淨，通風等做好了，才可以成功擺脫黴菌。

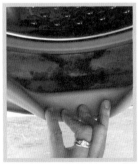

洗衣機裡面的黴菌，可謂極度噁心！（網上圖片）

038
健康早餐從不健康？

　　在香港，想吃個健康早餐好難。茶餐廳餐牌上千篇一律 ABC 餐，不是牛奶麥皮，便是火腿腸通粉或其它湯米或即食麵，全部配牛油多士和煎蛋，加杯咖啡或茶。西餐廳餐牌上的 ABC 餐，就有所謂「健康」的即食穀物、火腿培根煎雙蛋，牛油煎餅、鬆餅及各式麵包之類，配乳酪加杯供應商一大瓶發貨的「鮮榨」果汁、咖啡或茶。中餐廳餐牌上的 ABC 餐，就有粥品配油條、醬油炒麵、煎糕點、腸粉或點心，再配杯基因改造豆漿或奶茶。

　　為何不健康呢？

牛奶麥皮
　　牛奶不是純天然牛奶。即使是，但我們根本不該喝牛奶*（請參閱本書第 34 問《飲奶有害？》）*；用鍊奶的話，是加工製品兼多糖。麥皮（燕麥片）一直被誤會是「好健康」的食物，如果吃的是全天然且有機的燕麥還好，雖然有說它的 Phytic acid（植酸）會阻礙人體吸收維他命與鈣等營養，但也肯定比那些快熟、即食、即沖的好。

火腿腸通粉 、湯米、即食麵
　　2015 年 WHO（世界衛生組織）已把這些食物列為最高等別的一級致癌物。

牛油多士 、牛油煎餅、鬆餅

2018 年 4 月，香港消費者委員會測試了 30 款人造（植物）牛油，當中 18 款含有基因致癌物環氧丙醇，16 個樣本同時含有污染物 3-MCPD，而含量最高的是法國出產的名牌 President 牛油，每公斤達 1100 微克！還有，生產植物牛油時需要添加很多化學成份如：乳化劑和穩定劑之類，所以很不健康。

至於那塊麵包、煎餅或者鬆餅大部分也是精製加工食物 *（請參閱本書第 35 問《麵包有害？》）*。西餐吃法一般會加入很多糖漿或者奶油當然不健康。

乳酪、果汁、咖啡或茶

如果乳酪是有機的純乳酪還可以，但很多時候我們吃的乳酪、喝的果汁都是添加了各式各樣的糖 *（請參閱本書第 24 問《每天墮入糖衣陷阱嗎？》）*，所以不健康。如果咖啡和茶不加糖的話，尚可接受。

至於中式早餐，原因大致跟以上相同，但可以多用一個字來總結：膩。

筆者認為最諷刺的早餐風氣，是吃那些標榜自己好健康且適合一家大小吃的盒裝穀物！*（請參閱本書第 26 問《每天在吃農藥嗎？》）* 已見列在 Monsanto 旗下之品牌，而綜合 3 個分別在 2016–2018 年間進行的獨立調查，那些早餐品牌含農藥「草甘膦」一種曾被世界衛生組織定為二級致癌物的物質！

DETOXPROJECT 2016 年測試結果：

- Kellog's Raisin Bran
- Kellog's Corn Flakes
- Kashi Organic Promise
- Kellog's Special K
- Kellog's Frosted Flakes
- Original Cheerios
- Honey Nut Cheerios
- Wheaties
- Trix
- Annie's Gluten Free Bunny Cookies Cocoa & Vanilla
- Cheez-It Original
- Cheez-It Whole Grain
- Kashi Soft Bake Cookies, Oatmeal, Dark Chocolate
- Ritz Crackers
- Triscuit Crackers
- Oreo Original
- Oreo Double Stuf Chocolate Sandwich Cookies
- Oreo Double Stuf Golden Sandwich Cookies
- Stacy's Simply Naked Pita Chips (Frito-Lay)
- Lay's: Kettle Cooked Original
- Doritos: Cool Ranch
- Fritos (Original) (100% Whole Grain)
- Goldfish crackers original (Pepperidge Farm)
- Goldfish crackers colors
- Goldfish crackers Whole Grain
- Little Debbie Oatmeal Cream Pies
- 365 Organic Golden Round Crackers
- Back to Nature Crispy Cheddar Crackers

THE ENVIRONMENTAL WORKING GROUP 2018 測試結果：

- Quaker Simply Granola Oats, Honey, Raisins & Almonds
- Back to Nature Banana Walnut Granola Clusters
- Nature Valley Granola Protein Oats 'n Honey
- KIND Vanilla, Blueberry Clusters with Flax Seeds
- Instant Oats
- Granola
- Nature's Path Organic Honey Almond granola

- Back to Nature Classic Granola
- Giant Instant Oatmeal, Original Flavor
- Simple Truth Organic Instant Oatmeal, Original
- Quaker Dinosaur Eggs, Brown Sugar, Instant Oatmeal
- Great Value Original Instant Oatmeal
- Umpqua Oats, Maple Pecan
- Market Pantry Instant Oatmeal, Strawberries & Cream
- Oat Breakfast Cereal
- Kashi Heart to Heart Organic Honey Toasted cereal
- Cheerios Toasted Whole Grain Oat Cereal
- Lucky Charms
- Barbara's Multigrain Spoonfuls, Original, Cereal
- Kellogg's Cracklin' Oat Bran oat cereal
- Snack Bar
- Cascadian Farm Organic Harvest Berry, granola bar
- KIND Oats & Honey with Toasted Coconut
- Nature Valley Crunchy Granola Bars, Oats 'n Honey
- Quaker Chewy Chocolate Chip granola bar
- Kellogg's Nutrigrain Soft Baked Breakfast Bars, Strawberry
- Bob's Red Mill Steel Cut Oats
- Nature's Path Organic Old Fashioned Organic Oats
- Whole Foods Bulk Bin conventional rolled oats
- Bob's Red Mill Organic Old Fashioned Rolled Oats (4 samples tested)
- Whole Oats
- 365 Organic Old-Fashioned Rolled Oats
- Quaker Steel Cut Oats
- Quaker Old Fashioned Oats

MOMS CROSS AMERICA 2017 測試結果：

- Minute Maid
- Tropicana
- Kirkland
- Stater Bros.
- Signature Farms

（注：由於很多市民也是用品牌英文名字來稱呼，因此下面列表只提供英文名）

欺騙人的廣告！

2016 年 5 月，台灣抽檢燕麥產品，結果 36 件中，有 10 件含禁用
農藥「草甘膦」一種曾被世界衛生組織定為二級致癌物的物質，而其
中 4 件為知名品牌 Quaker Oat（桂格麥片），並有逾 6 萬公斤的
貨遭下架回收。

台灣食品藥物管理署指，由於當地沒生產燕麥，故對進口燕麥採取
最嚴格管制，即產品只要有 0.1ppm(百萬分率) 草甘膦含量就屬不
合格，而 10 件不合格產品的檢出值介乎 0.1 至 1.8ppm。

039
E + 數字 = ?

　　食物添加劑均根據其用途分為 23 種類別，編碼一般以「E」的英文字母開頭。而增味劑 (E6)、防腐劑 (E2)、甜味劑 (E9)、色素 (E1) 是幾種近年較受關注的食物添加劑。它們本身營養價值低，並不是人體的營養攝取主要來源，而一些較敏感人士，進食後會引發頭痛、觸感麻木、肌肉無力或繃緊、發紅等症狀。

　　此外，這些食品一般同時亦含較多脂肪、鈉質及卡路里，營養價值低，過量攝取不但會影響體重，更會增加患上三高（高膽固醇、高血壓、高血糖）風險。兒童經常進食亦有機會增加肥胖風險。

　　最後提醒 E 編號（英語：E number）是歐盟對其認可的食品添加物編號，在英國和愛爾蘭，E 編號一般是指人工食品添加劑，所以有些雖然號稱不含 E 編號添加劑的產品事實上卻有添加劑，例如汽水中的重碳酸鹽實際上是有 E 編號的。但 E 編號在美國和加拿大仍很少使用，而且有 E 編號的食品添加劑在不同國家或會批准將其用於食品。例如在澳洲及新西蘭被批准的，在歐盟裏卻不被批准使用。一些在先進國家如歐美日本禁用的 E 數食品添加劑，在亞洲一些國家仍然可被使用。大家要多留意啊！

040
吃蔬果就安全？

中立可靠的環保組織 EWG 有個叫做「Dirty Dozen」的蔬果清單，有 12 種含有最高的農藥殘餘物的蔬果，不是在外層有「毒」，而是已經在栽種期間被吸收了，所以清洗也很難會把毒素清除的。

被列入的 12 款蔬果分別為：

1）草莓
在一個草莓樣本居然發現 22 種農藥殘餘物；
1/3 傳統種植的草莓樣本含有超過 10 種農藥

2）菠菜
傳統種植的菠菜樣本有 97% 含農藥餘物，一種叫 permethrin（氯菊酯）之含量特別高。這種殺蟲劑是會令神經中毒的

3）油桃
94% 的油桃樣本含有兩種或以上的農藥，其中一款還有多達 15 款農藥殘餘物

4）蘋果
傳統種植的蘋果，90% 也有農藥殘餘物，80% 測試的蘋果還含有 diphenylamine（二苯胺），這農藥早就在歐洲禁用的了

5）葡萄
葡萄平均含有 5 款農藥殘餘物，96% 傳統種植的葡萄都有農藥的

6) 蜜桃

傳統種植的蜜桃超過 99% 都有農藥殘餘物，平均每個蜜桃有 4 種農藥

7) 櫻桃

傳統種植的櫻桃被檢測到平均有 5 款農藥，30% 的樣本裡面含有 iprodione（異菌脲）一個被歐洲定為致癌物而禁用的農藥

8) 梨子

梨子所含有的殺蟲劑劑量比較高，當中還包括殺菌劑。被檢測的傳統種植梨子平均有 5 種或以上的農藥殘餘物

9) 番茄

傳統種植的番茄被檢測到平均 4 種農藥，有一款更多達 15 種

10) 西芹

被測試的樣本 95% 也存在農藥，有款傳統種植的西芹樣本竟然有多達 13 款農藥

11) 馬鈴薯

以重量計算的話，傳統種植的馬鈴薯含最多農藥，最常見是 chlorpropham（氯苯胺靈）

12) 甜燈籠椒、辣椒

接近 90% 傳統種植的燈籠椒以及 ¾ 辣椒樣本也含有農藥殘餘物。但相對其它「Dirty Dozen」蔬果，檢測到的農藥比較少，然而卻又比較毒（甚至非常毒），對人體傷害也大。

以上榜上有名的蔬菜，多年來也大致上相同，只是排序先後有分別。是一個不錯的參考。

除了「Dirty Dozen」，EWG 還有一個「Clean 15」的清單給測試到用很少農藥的蔬果，它們分別是：

1）鱷梨
2）甜玉米（但要避免基因改造的品種）
3）鳳梨
4）椰菜
5）洋蔥
6）雪藏青豆
7）木瓜
8）露筍
9）芒果
10）茄子
11）蜜瓜
12）奇異果
13）哈密瓜
14）椰菜花
15）西蘭花

041
Eat Green = Eat Healthy ?

　　Eat Green 象徵著注重健康、關愛地球，飲食走肉純素的新生活態度。但 Eat Green 是不是 Eat Healthy？這個話題，和問吃 Organic（有機）食物是不是就一定安全和健康一樣，看你用什麼角度去衡量。

　　選擇 Eat Green 的人主要為素食者、或想透過少吃肉而達到健康、以少吃肉來在支持環保（如：減低碳排放量）。而最多人選擇吃的，是近年大熱的植物肉。

　　植物肉是素肉的一種，由植物蛋白質製成，另一種素肉是以動物幹細胞培育而成的培養肉。這些素肉以環保和健康作為招來，兩大品牌 Impossible Foods 和 Beyond Meat 的發展可謂一日千里，Beyond Meat 更在 2019 年 5 月在納斯達克上市，成為「人造肉第一股」，上市首日股值暴漲 163%，成為全球佳話。而香港創先河代表，則有 Omnipork 的新豬肉和新餐肉。

　　衡量植物肉是否健康，筆者建議先了解製作過程開始。根據香港食物安全中心的資訊，素肉生產的首個步驟是從大豆、小麥或豌豆等植物來源萃取蛋白質，然後將蛋白質萃取物加熱、擠壓和冷卻，使之具有肉的質感，最後加入其他配料及添加劑（例如調味劑及染色料）。

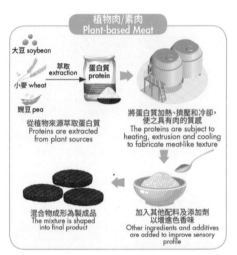

圖：香港特別行政區食物安全中心網站

　　而生產培養肉首先要從目標動物提取肌肉細胞，讓這些細胞在培養基中增殖，然後在受控的環境下生長為肌肉纖維。不能由肌肉細胞合成的營養素，例如鐵質及維他命 B12，會加以補充。

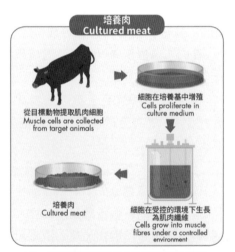

圖：香港特別行政區食物安全中心網站

以下是幾種植物肉的比較：

每 100g 計算					
	卡路里 (kcal)	總脂肪 (g)	飽和脂肪 (g)	蛋白質 (g)	鈉 (mg)
Beyond Meat	約 230	約 15.9	約 4.4	約 17.7	約 310
Ikea 素肉丸	253	17	1.5	11	340
Impossible	約 211	約 12.4	約 7.08	約 16.8	約 311
Omni 新豬肉	69	0.8	0	12.5	340
Omni 新餐肉	199	15.6	10.8	12.7	485

	用食物添加劑數目	所使用食物添加劑
Beyond Meat	4	● 增稠劑 E61　　● 稠化劑 E508 ● 乳化劑 (sunflower lecithin)
Ikea 素肉丸	2	● 乳化劑 E461　　● 乳化劑 E471
Impossible	3	● 增稠劑 E461　　● 抗氧化劑 E306
Omni 新豬肉	2	● 增稠劑 (methylcellouse maltodextrin)
Omni 新餐肉	4	● 增稠劑 (methylcellouse maltodextrin) ● 坑結劑 E551　　● 抗氧化劑 E330 ● 抗氧化劑 E300

畢竟是人造的仿肉，是經過多重加工的食物，如果問會否比吃真肉來得「健康」呢？也許因為少了很多動物體內的激素和藥物，甚至細菌與寄生蟲，某程度上，可能會較健康。

　　這些肉的確用上添加劑，然而很多添加物是自然界原本就存在的成分，就算不吃含有添加物的食品，也可能會吃到的。有些添加物是從天然成分萃取，不一定是化學合成，例如氯化鉀是自然界就有的成分，只是被變成添加物用在食品中改善食品的特性、口感、風味等，又不能完全歸類為有害。史丹佛醫學院研究者在 The American Journal of Clinical Nutrition《美國臨床營養學雜誌》發布一篇 36 人小型研究，探討植物肉取代動物肉的生理影響，發現在無副作用的情況下，植物肉組的相關數值表現優於動物肉組，不只減少膽固醇及體重，還降低了罹患心血管疾病的風險。

　　從食安、標示、成分，再到營養、健康，對植物肉的評價不能一概而論，且在短期內也可能沒有一個結論。筆者只能說，植物肉不是最健康的食物，也不是最不健康的食物，但給了吃素人仕多一個選擇。

042
愛美有害？

睫毛液可以把睫毛長度增長幾倍、口紅塗完令「嘟嘟唇」好豐滿、粉底一抹上面令毛孔滑到有 Photoshop 效果一樣，跟易容無異，不過若然危害健康就得注意了！化妝品絕大部分屬「無王管」，以美國為例，FDA 不需要化妝品公司為其產品進行安全評估，只要換個混淆視聽的成份名（如：Frangrance 香水），便可以瞞天過海。 大家買化妝品時要提防以下的毒素：

成份	造成影響	常見產品	備註
Phthalates（鄰苯二甲酸鹽）	內分泌系統，荷爾蒙混亂，不育和神經受損；女士患子宮內膜移位及懷孕早產等	止和劑、香體露、指甲油、有香味護唇膏	被掩飾為：Fragrance（香水、合成香精）
Lead（鉛）	流產、不育，影響女性發育	粉底液、唇膏、美白牙膏	FDA 報告指，400 款流行唇膏品牌含膏高達7.19ppm；的鉛通常以摻假形式透過顏色添加劑進入產品

成份	造成影響	常見產品	備註
Quaternium–15（季銨鹽 15）	通常通過呼吸而致癌、及導致過敏反應	睫毛膏、粉餅、眼線筆	是一種甲醛，其他名稱：DMDM hydantoin, BHUT butylated hydroxy–toluene, bronopol, diazolidinyl urea, sodium hydrozy–methylglycinate, imidazolidinyl urea, methenamine, Quarternium–18, Quarternium–26
PEG Compunds（聚二乙醇）	致癌、傷害神經系統	cream 狀化妝品	通常也含有 1,4–dioxane, ethylene oxide；這成份加強成份滲透入皮膚，PEG 後面的數字愈細，愈容易被皮膚吸收
Butylated Compounds (BHT, BHA) 2,6– 二丁基羥基甲苯 / 乙型輕氧基酸	影響內分泌系統、引致皮膚過敏、生育問題、器官中毒	眼線筆、眼影、唇膏、唇彩、胭脂、粉底、香水等	EU 已經全面禁用，有幸見到一定要避免

另需注意：Paraben（對羥基苯甲酸酯）、Octinoxate（桂皮酸鹽）

p–Phenylenediamine（對苯二胺）、Carbon black（炭黑）和任何名字用 – siloxane（矽氧烷）或 – methicone（甲基矽油）結尾的產品。

043
護膚品不護膚？

　　大部分市面買的護膚品，其實也在毒害我們。

　　千萬別太天真太傻相信那些標準對白告訴你說「所含的有害物質份量很少，所以安全」。除非你是有日日進行基本排毒和定期做密集式排毒的習慣，否則「很少」對你來說已是太多了！

以下是在部分在皮膚用品常見的毒素一覽：

成份	造成影響	常見產品	備註
Phthalates （鄰苯二甲酸鹽）	內分泌及荷爾蒙混亂、不育和神經受損；女士患子宮內膜移位及懷孕早產；小孩發展問題	幾乎是任何護膚品都有機會有	這成份幾乎人人體內都有，因為除了在個人用品，日常用塑膠都有
Parabens （對羥基苯甲酸酯）	乳癌及其他癌症與腫瘤	幾乎是任何產品都有，尤其乳霜類產品	但凡見到「paraben」已經需要避開。市面常見的類別有：benzylparaben, butyiparaben, propylp-araben, methylparaben, ethylparaben 和 sobut-yliparaben

成份	造成影響	常見產品	備註
Benzoyl Peroxide （過氧化苯甲酰）	有機會導致腫瘤 刺激皮膚和眼睛	治療暗瘡產品	即使透過吸入已經可以有影響，如吞食就更危險
Triclosan （三氯生）	荷爾蒙和甲狀腺紊亂；體內細菌產生抗藥性反應	所有聲稱可以殺菌的護膚品（特別是洗手、沖涼用品）	基本上是有毒殺蟲劑
Resorcinol （間苯二酚）	皮膚過敏，紊亂甲狀功能	染髮劑	這個成份在美國的政府大樓是禁用的，然而可以在日常護膚品出現
Hydroquinone （對苯二酚）	永久性影響皮膚色素、削弱皮膚彈性及膠原蛋白、皮膚炎症及過敏，有機會致癌	美白護膚產品、去瘀產品	
Petroleum （石油）	含有 14-Dioxane	幾乎任何產品	經常用其他名稱作掩眼法如：Petrolatum, Xylene, Toluene, Mineraloil, Liquid paraffin

成份	造成影響	常見產品	備註
Methylisothiazo linone（甲基異）	皮膚過敏、神經系統紊亂、抽搐及視力受損	任何具殺菌功效的產品（如：洗髮水，乳霜等）	簡稱 MIT，研究指老鼠暴露在這成份裡面10 分鐘已經能導致腦細胞損毀
Oxybenzone（氧苯酮）	皮膚過敏、荷爾蒙紊亂、BB 出生時體重較輕	防曬產品	研究指，97%美國人的尿液樣本內都有這個成份，情況非常嚴重
Aritificial Dyes/ Synthetic Colors（人造色素）	致癌、皮膚過敏、積聚重金屬、	幾乎任何有顏色的護膚品	如見到成份有「coal tar」，FD&C 或 D&C就請避開

044
香水 = 二手煙？

2014 年 7 月，National Academy of Sciences 委員會證實了 styrene（苯乙烯）乃致癌物。這物質可在發泡膠容器、汽車廢氣、抽煙發放出來的煙找到外，更多是在日常化妝品和清潔用品裡面所含的化學「Fragrance」（香水／香精）找到。

據說最少有 3163 種化學物質都列為「Fragrance」。因此外國有個很流行的「Fragrance Is The New Secondhand Smoke」（香水是新的二手煙）新說法。

如果化學「Fragrance」真的可跟二手煙並齊，那麼筆者會說它的影響要比二手煙大 N 倍了！試想想，用香噴噴的洗衣清潔劑和衣物柔順劑，繼而每天穿的衣服都有機會在釋放有害物質到皮膚，洗頭沖涼用的又是堆香噴噴的化學香水製品，晚上睡覺又再度接觸用化學香水洗過的床單被鋪睡衣等。還沒有計算各大小商場、洗手間甚至商鋪用來做 branding 而不停噴著那些有毒的空氣清新劑，所以一個人確實是有機會 7x24 都跟致癌物近接觸。根據環保組織 Environmental Working Group（簡稱 EWG）所指，含有「Fragrance」成分約 72% 的產品 都跟糖尿病、癡肥、肝癌、乳癌、荷爾蒙失調、不育、於懷孕影響胎兒成為 ADHD 或自閉症小朋友有關。不是有心嚇你，但就是這樣⋯⋯。

好了，以為買「natural fragrance」（天然香精）或者「essential oil」（精油）便無事？不一定呢！因為要視乎產品的製做過程。如果要安全，選擇含「organic」（有機）、「wildcrafted」（野生採摘）「extracted without solvents」（不和溶劑提取物）等字眼的產品會比較安全。

那到底用甚麼香水才安全？因為沒可能就這樣失去做女人愛美的本性和塗香水的權利吧？只要所用的「Fragrance」是真的從植物提煉，是純有機或純天然的就可以了。筆者當然是選用質素極高的療癒級精油了。Feel sexy，stay healthy！

　　近年香港消費者委員會平均幾個月就來一次針對美容、化妝和身體護理產品而做測試與調查報告，頻密程度可謂前所未見，令筆者相信有關當局其實也清楚市面許多產品的「放毒」情況嚴重 。

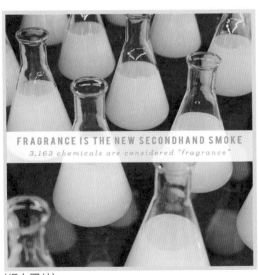

（網上圖片）

045
最毒婦人心？

　　婦科病日漸普及，來找筆者的客戶佔了 30% 患有子宮肌瘤、朱古力瘤、月經失調綜合徵狀、非常難預測的生理週期、經痛、太多或太少經血，更年期提早很多便發生 …… 等。有以上徵狀的人體內通常積聚太多重金屬又或是荷爾蒙失衡。

　　荷爾蒙 − 在器官和組織之間通過血液來執行重要的任務。沒有荷爾蒙，人類的生命將不復存在。因此，保持健康的飲食和生活習慣來支援荷爾蒙平衡，以及避免有害物質干擾內分泌系統是很重要的。

　　荷爾蒙失衡的症狀很常見，但因為跟許多其他健康狀況也有類似症狀，因此許多女性在經歷荷爾蒙失衡同時可能早已有其他健康狀況出現。常見的荷爾蒙失衡包括：

	雌激素失衡	黃體酮失衡	皮質醇失衡	甲狀腺失衡	睾丸素失衡
潮熱，夜汗	✓				
失眠	✓			✓	
持續頭痛	✓				
難集中，記憶力衰退	✓				
皮膚乾	✓				✓（陰道）
抑鬱／焦慮／情緒困擾	✓	✓	✓		
性慾低／房事期間痛楚	✓				
骨質疏鬆	✓				
念珠菌感染	✓				
體重增加		✓			
胸部腫脹		✓			
抽筋		✓			
長痘痘		✓			
經前綜合症		✓			
痛症		✓（關節）		✓	
不孕		✓			
過敏			✓		
嗜甜			✓		
便秘				✓	
手腳冰冷				✓	
低血壓				✓	
高膽固醇				✓	
指甲脆弱				✓	
肌肉無力				✓	
不耐煩					
缺乏動力				✓	
掉髮					
慢性疲勞				✓	
纖維肌痛				✓	
失禁				✓	

女性內分泌平衡有 3 大主因：飲食、生活習慣，環境。

飲食方面，所有糖及廉價碳水化合物食品會影響血糖水平上升，增加胰島素產生，從而改變雌激素在女性體內代謝方式。高血糖食物也稱為高壓力食物，因為在進食後，身體往往會通過產生更多皮質醇（又稱壓力荷爾蒙）來作出反應，引發炎症再進一步損害身體系統。當女性避免吃甜食和精製穀物，並食用低血糖、高蛋白質的食物 - 如骨湯、草飼肉和有機蔬菜時，可幫助身體更好地平衡炎症反應，也有助身體產生適量和多種荷爾蒙，由於酒精能減少人體生長激素（或稱 HGH）數量，導致內分泌失衡，最好也盡量避免酒精，所以請多吃天然高鎂的食物，和多喝過濾水或天然礦泉水來保持內分泌系統健康！

生活習慣方面，壓力往往是導致內分泌功能障礙的最具破壞性因素之一。因壓力而勞累過度，或受到情緒困擾時，身體可產生不健康的壓力反應，並通過產生更多皮質醇來進行補償。然而過量的皮質醇又對女性的腎上腺造成巨大壓力，導致這個重要的腺體出現勞損，無法產生其他所需的荷爾蒙，影響身體健康運作。

046
有 FDA 認證就安心？

　　不明白為什麼普羅大眾只要聽到 FDA（美國食品藥物管理局）就覺得它是很可靠，又或是一個很安全的指標。筆者研究自然療法愈久，就愈覺得 FDA 的標準很隨便，甚至稱得上是有點爛。例如被歐盟國家禁止在化妝品使用的化學物質有超過 1300 種，而 FDA 只禁止了其中 8 種和限制 3 種。另外，FDA 的食物、藥物、化妝品法，自 1938 年開始已經沒有修訂過，法案不需要化妝品公司對 FDA 或任何政府機關公開產品成分，那麼消費者就不過是一群白老鼠罷了。一旦出事，貨品只需要下架回收，直到有受害者堅持打上法庭，好不容易才可以爭取到公平的判決，有時候則在庭外和解以息事寧人免影響被入稟品牌聲響。

　　2016 年，Johnson & Johnson（強生）因其爽身粉裡含 Taic（三丙烯基异氰脲酸酯）被美國阿拉巴馬州一名死於卵巢癌女士的家庭成功索償 7200 萬美金。陪審團裁定罪成的原因為疏忽、陰謀及舞弊。類似的索償在美國愈鬧愈大，2017 年在加州法庭又有用家索償 4.17 億美金，到 2018 年又再有一單索償 2500 萬美金的同類案件。

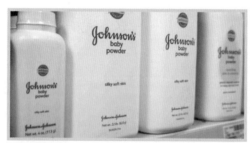

(網上圖片)

　　以為這些事跟你無關?這個品牌,這個產品,何嘗不是陪著大家長大?你敢想像到底還有多少沒有被發現的大大小小品牌其實都在這 600 億元的產業裡面黑箱作業呢?

"We drink the poison our minds pour for us and wonder why we feel so sick."

「我們去接受有毒的思維，然後驚訝為什麼會感到如此不適。」

Atticus
阿提克斯

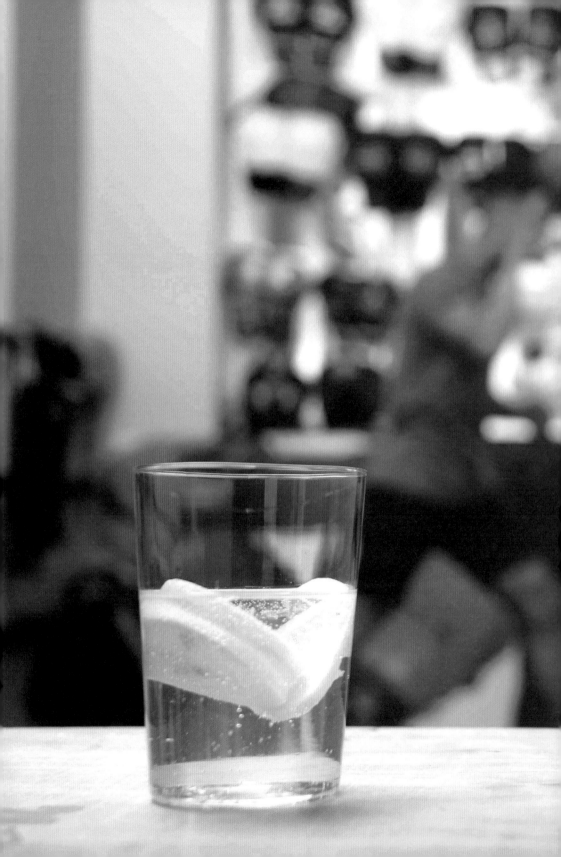

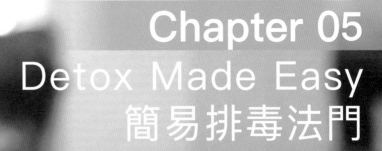

Chapter 05
Detox Made Easy
簡易排毒法門

047
中過「新冠」要排毒？

不要以為新冠肺炎康復者，真的「康復」了。世衛公佈，部分新冠感染者在感染後會有持續最少 2 個月的殘留症狀（下稱為「長新冠」），而且無法由其他診斷解釋。至於可以持續多久，如何治療，會有什麼影響等尚未有定案。而不同研究指康復者身體機能一般也大不如前。

為啥會有「長新冠」？其實目前沒有明確答案，但有各種假設和推測說新冠病毒可能：

- 使一些人的免疫系統超常運轉，損害了自身器官
- 入侵對人體引發過度活躍免疫反應，細胞造成破壞
- 已從患者身體大部分器官清除，但仍潛伏在人體某些角落比如腸道、消化系統或神經系統
- 改變人的新陳代謝
- 對大腦結構造成影響
- 對血液產生某些異常影響，包括血凝結和血管損壞
- 對人體循環系統造成損害
- 病毒破壞過程，刺激免疫系統，導致身體出現持續炎症，出現不同病徵

英國國家統計局 (ONS) 數據顯示，68% 新冠感染者在 6 個月後有至少一種新冠後遺症徵狀，而 35–49 歲女性屬於最常見「長新冠」群組，16 歲以下青年有「長新冠」人數從 2021 年 10 月 7.7 萬增加到 2022 年 1 月的 11.9 萬，數字一直上升。世衛亦警告，新冠病毒引起的炎症可能導致年輕人出現心臟問題，倫敦大學學院和英國公共衛生學院研究 3065 名 11–17 曾染新冠的青少年，高達 14% 長新冠症狀包括疲勞、呼吸短促及持續頭痛，看來「長新冠」在青少年康復者身上的影響的情況也普遍嚴重。

　　香港理工大學 2020 年起追蹤 118 名成年新冠康復者則發現：43% 人染新冠後 12 個月仍有持續疲勞、下肢乏力等「疲勞綜合症」情況當中女性較男性多 30%，原因未明。而醫學權威雜誌《The Lancet》發文稱，長新冠乃現代醫學的頭號挑戰呢！

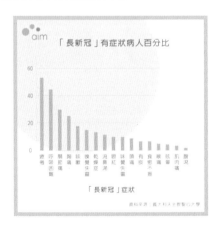

　　而從中醫角度，「長新冠」可歸類為氣陰兩虛證、肺脾氣虛證及心脾兩虛證。表現症狀區分個用不同，如果已出現明顯症狀，一定要儘快調理以減輕日後長期影響。

（網上圖片）

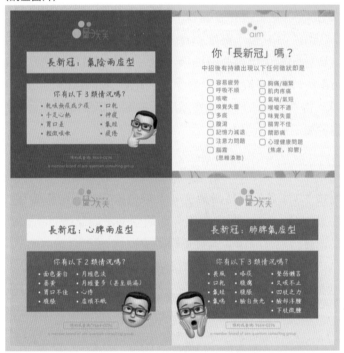

有以上症狀也不代表一定是「長新冠」，建議可以用港幣 $100
做一個檢測，用量子方法，找出答案再對症下藥

　　對曾「中招」新冠肺炎人士有一個事實，是不管西醫中醫還是自然
療法？還是量子醫學也會一致認同的，就是康復者肺部一定有永久性損
害，肺部會有俗稱的「花痕」。其實這些「花痕」是疤痕組織，一般醫學
是無法處理。但正如前文提過，以筆者所知，市面的確是有能夠有效溶
化或去除疤痕組織的科學方法，所以依然是有方法處理的，可是選擇非
常有限，但量子微電流特定頻率做得到！

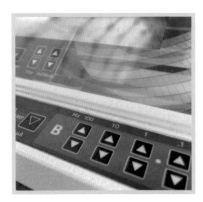
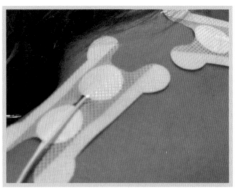

　　對有效協助「長新冠」的藥方，筆者誠意推介結合量子信息場科技與傳統中醫學設計而成的「精氣神」新冠調理茶。視乎需要處理身體那個部位的新冠後遺症再決定服用「精」、「氣」還是「神」，只需要連續3週每天服用兩包，藥到病除。

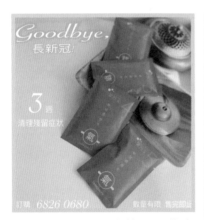

　　而如果想要比較全面的處理方法，令「長新冠」在短時間內治理，也許可以考慮以下這個 program，目前用這方向來處理「長新冠」，成效理想，口碑也很好啊！

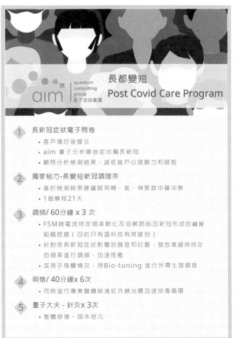

048
身體可以排毒自癒？

現代人彷彿已忘記，甚至不相信，身體是有自癒力。

WHO（世界衛生組織）幾年前已呼籲大眾要擺脫對藥物的依賴，但很多人就是繼續裝聾。

自癒力是什麼？例如：當不對的食物或病原體進入體內，會產生腎上腺素去召喚單核白血球來應戰。大家也曾經歷過感冒時「標汗」吧？這時身體在發揮「發炎防禦功能」，進行排毒和散熱。當異物被消除後，又會自動活化扮演「消炎」的滅火角色，以解除身體在打仗的狀態。不過諷刺是，當這種自癒力在啟動與進行排毒期間，正是很多人認為自己「有病」要吃藥的時候了！其實只要讓身體休息、吸收營養、喝大量水，就能幫助修復細胞。

日本岡本裕醫生的著作也說明，人體是透過「自律神經」系統的自調節來執行自癒功能，有 90% 的「病」其實是可被自癒的。可惜人類的生活習慣一直令自癒能力逐步下降且未能好好發揮。那些身體出現的症狀就像是自己的小孩，若孩子不聽話就打，開始時或者會有些效果，但打得太多次之後，孩子與你的關係就變得越來越差。因此大家需面對，孩子變壞其實是管教者和環境的問題。如果環境不改變，孩子就永遠會壞下去。

皮膚是人體最大一個排毒器官，如果皮膚出狀況，是日積月累的壓力加上不停放毒入身體（不停用有化學成分的護膚品、化妝品、個人清潔用品、香水、吃不健康食物）所致啊！

相信自己身體吧，他其實比你更了解你需要什麼！

049
排毒有步驟？

有。

以筆者經驗，排毒不能急也不能亂。如身體器官未被強化就直接進行排毒的話會弄巧成拙。輕則排來排去沒效果，嚴重則會導致身體狀況更失衡，或出現較多及持續的好轉反應。

腸道系統包含 Microbiome（微生物菌群系）和 Microbiota（菌群基因組）猶如人體第二個腦，順理成章是排毒第一步。長達 35 尺的人體腸道裡面有多達 100 萬億個微生物細胞，而 80% 的免疫組織是蘊藏在消化道裡，有說 90% 的疾病是在腸道內有跡可尋的。

每天包的各種毒素（尤其是抗生素）會把腸道系統內的益菌殺掉，導致系統內環境失衡，甚至出現小洞形成腸漏症。腸道系統內要有足夠多的益菌方能協助身體有效地進行排毒。

現在請您誠實問問自己一天排便有幾次？

如果你一天吃 2-3 餐而答案是起碼兩次的話，恭喜你了！但若然是 1 次或更少，那你需要正視自己有便秘。

筆者曾做過一個超過 500 人的統計：就以上這個問題，超過 90% 被問者會答：「我排便 OK！」再三查問下，發現他們排便次數只是每天 1 次、甚至隔天 1 次的都答「OK」。天啊，到底 OK 什麼呢？

結腸長約 6 尺，直徑不應大過 4 寸，但它卻可以被擴張到 16 寸。如果腸道不健康，導致消化期間有垃圾黏附和積聚在裡面就會把它持續擴張，而擴張時間愈耐，便愈難回復到本來的大小。大家每天也需要喝足夠的水，吸進人體的水分大概 90% 是在結腸那裡被吸收，如果結腸水分需要經過一條那麼骯髒的管道，腸道又塞滿垃圾，被吸收的水分豈不是如同坑渠水或糞便水那麼噁心與骯髒？

　　還有，排毒是有兩個過程：先是「排」，翻天覆地把體內垃圾丟走，之後是一個離子交換的過程，人體會透過吸收養分來釋放毒素。

建議清理步驟次序為：

腸道系統

▼

血

▼

腎臟

▼

肝臟

▼

膽臟、胰臟、脾臟

▼

寄生蟲及有害生物

▼

重金屬

▼

化學物質

050
如何檢驗體內毒素？

筆者是於 2010 年開始深入接觸自然療法，而第一件事做的，就是檢驗體內重金屬。

那個年代需要拿個大膠桶回家收取尿液樣本，吃一粒含較高劑量的螯合劑進體內去抓重金屬，再收集 6 小時－24 小時的尿液。兩個禮拜後，分析結果顯示體內嚴重積聚的重金屬有 5 種：Magnese（錳），Arsenic（砷），Lead（鉛），Mercury（水銀），Nickel（鎳），和 Tin（錫），其中錫含量超標 7 倍！這些數據，揭開了一些百思不得其解的身體問題。

當時還做了一個 Live Blood Analysis（簡稱 LBA 的活血分析），24 個項目入面結果超標 4 項，包括重金屬積聚。在顯微鏡下，血液樣本邊緣有代表慢性有害重金屬積聚的三酸甘油脂結晶體，被評分 7/10 分，屬高風險。

這些測試費用昂貴而且需時，由於想多做一些服用排毒健康補充劑前後對比，於是透過一位很有威望的退休西醫轉介認識了在香港專門做 LBA 的專業人士 Edmond。Edmond 是持有美國牌照的自然療法學家，咨詢地方小小的一家在佐敦，那時候還以為要去拜訪什麼「隱世神醫」呢！

Edmond 做的超高解像 LBA 是透過電子光學顯微鏡運用 Phase Contrast（相差位）光學遠離配搭 Darkfield（暗視野）聚物光學遠離，將血液放大 20000 倍，從而分析細胞功能及活動，可即時知道隱藏在血清內的膽固醇或尿酸晶體是否過高、紅血球帶氧功能、紅／白血球是否正常、體內是否有黴菌、真菌、念珠菌寄生、有沒有糖尿病傾向、肝功能是否正常……等等。 筆者過去 12 年來，都是找 Edmond 做 LBA 去驗證用哪些補充劑有效，因為在顯微鏡下的結果最誠實。

　　後來筆者亦開設了自己的量子自然療法中心，也有其他儀器去做重金屬檢測，包括利用頭髮和量子能量場分析，雙管齊下來驗證結果，確保可以有效地採用針對性和適當的排毒方法，節省時間與金錢。而多年來的臨床結果都令人相當滿意。*(查詢電話：3425 3537)*

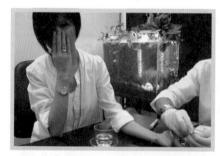 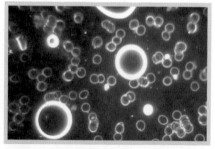

2009 年筆者第一次做 LBA 時的樣子，當時體內未進行排毒，體內積聚大量各種毒素和重金屬、黴菌等等，臉色時暗啞、黑、粗糙和有粒粒。當年真的好毒啊！

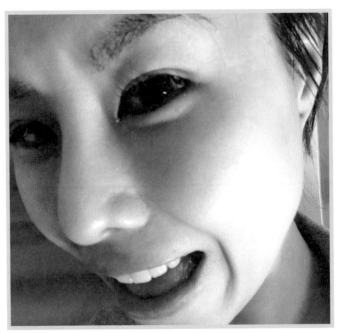

排毒多有效？看筆者以前化了妝都不行，到過去 10 年，素顏的樣子像化了妝一樣便知道！因為去除體內毒素，亦強化了排毒器官，整個人都容光煥發起來。

　　用頭髮檢測重金屬亦是一個很好的參考指標。需時大概 20 分鐘，直接連結德國的系統，繼而分析出共 30 多頁彩色的報告，圖文並茂告訴你身體收到那些重金屬和污染影響、身體失衡的器官、缺乏的營養等等，以及就所需的補充劑作出一系列建議。*(查詢電話：6826 0680)*

051
如何開始排毒？

排毒的關鍵，在於提高對生活習慣細節的認知能力。

首先要認識毒害我們的食物繼而減少進食，並要對糖（人造糖，精製糖）、麵粉，加工食品作出高度戒備。這些食物不但會讓人上癮，還會引發各種炎症失衡徵狀、荷爾蒙失衡、新陳代謝紊亂等。

超過 300 位業界人士在作者 Michael Moss 的暢銷著作《Salt Sugar Fat》裡指，不少大型食物品牌會聘請專家來研發令人對該食物上癮的配方。很多毒害人體的食物用上大量的糖，因為糖是新的「毒藥」，像尼古丁、甚至被形容是像可卡因。有說，人對糖上癮的可能性比對可卡因上癮的可能性超出 8 倍之多！

其次就是要認識有過敏原的食物，而需要高度戒備的食物包括麩質和奶類製品。其實大部分人也不知自己有隱性過敏狀況，它不像吃完花生或貝殼類食物後出現腫脹、出疹、氣喘以及危害生命的明顯症狀。

另外，在排毒期間，其它須減低進食的食物還有：咖啡因、酒精、反式脂肪、氫化脂肪、西藥，味精……等等。

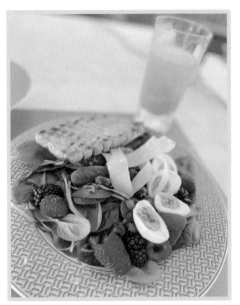

飲食吃 Whole Food（原型食物）和深綠色蔬菜是簡易入門之一，再來一杯 Pro Pectin 蘋果膠，滿足！

排毒期間可以吃什麼呢？

以下是筆者建議：

1. 每餐多吃蛋白質（尤其早餐）：走地雞、草飼餵的牛、野生魚類，果仁等

2. 每餐吃健康油分：果仁、種籽、特級冷榨橄欖油、有機椰子油、牛油果（鱷梨）、奧米茄 3、6、9 魚油，亞麻籽油等

3. 吃大量健康碳水化合物：深綠色蔬菜如西蘭花、羽衣甘藍、露筍；洋蔥、菇類、番茄、茄子、不同顏色的椒、義大利青瓜，茴香等；生食更為理想

4. 按身體所需吃有效的健康排毒補充品：ProPectin 蘋果膠、益生菌、微量元素、維生素等

052
先補腎還是先疏肝？

　　根據五行理論，肝臟屬木，腎臟屬水。肝臟促進氣的流動和釋放，還有儲存血液和調節供應，確保血液循環和身體調整正常。而水在五行理論中產生木，就像母子關係，因為只有母親（腎臟）可以滋養孩子（肝臟），腎臟能增強和滋養肝臟，使其能運作正常。

　　肝氣運行中的適當流動與釋放，能確保腎氣在其正常容量範圍起作用而不會變得過度活躍。另一方面，腎氣的適當儲存和密封作用限制了肝臟不會過度活躍或不起作用。這種運作模式雖然是相反，但卻又起立相輔相成的作用。因此，筆者會建議排毒次序，應先清理腎臟才去疏肝。

　　腎臟是體內調節水份和礦物質的重要器官，在過濾體內水份同時決定那些礦物質留在體內或排出體外。腎臟一旦累積太多毒素便會阻礙身體維持健康礦物質水平的功能，繼而會開始出現一些結晶（或稱為腎石），這些結晶亦會在身體其它器官出現的。

對某些人，身體響起需要進行排毒的其中一個警號是出現水腫。例如患癌症後，或因身體服用藥物導致手臂、腳等位置水腫，其實是腎臟積聚太多毒素所致。這時候需要喝大量的水（有趣是，一般傳統西藥反而會建議喝少點水的），因為水腫往往是體內缺乏足夠水份排走毒素所致。

　　在筆者而言，大部分腎衰竭問題在於疤痕組織在腎臟累積或形成。健康的腎臟細胞被疤痕組織取代，於是無法再正常運作了。

　　而疤痕組織出現的地方亦往往是多次炎症重複發生的位置。打個比方，如沒有足夠水份把毒素排走，而腫脹位置又沒有很好的循環，積聚在水腫位置的水便會「變壞」，引發炎症和各種慢性不適的徵狀。久而久之，縱使腫脹或已減退和消失，無奈發炎位置還是感覺很不舒服，就是因為該位置裡面藏了變壞的死水所引發啊。

053
如何 Detox 腎臟垃圾？

筆者體驗過以下幾個挺好的方法：

1) 泡茶法

使用對幫助排除腎臟垃圾的天然草藥包括：Parsley（香菜）、cilantro（芫荽）、ginger root（老姜）、uvaursi（熊果）、corn silk（玉米鬚）、cleavers（活血草 / 鋸鋸草 / 豬殃殃）、nettles（蕁麻）和 juniper berries（杜松子），而首推則是杜松子。

做法：
- 把一茶匙的杜松子放在杯子裡
- 可選擇加入以上其它 3 種草藥
- 熱水浸泡 15 分鐘後飲用

每天最少喝 3 杯，如喜歡也可以把浸泡過的杜松子一起吃

2) 精油療法 *

用療癒級精油製造膠囊或塗在腎臟位置後熱敷。

材料 * ：
- German Chamomile（德國洋甘菊）6 滴
- Juniper（杜松）6 滴
- Fennel（茴香）6 滴

做法：

- 把以上療癒級精油混合後，滴 5 滴進素食膠囊裡面，每天 2 粒
- 或每天用天然植物底油滴 3 滴（比例 1:1) 在每邊腎臟位置上，
  用熱毛巾熱敷兩次，每次約 15 分鐘

* Young Living 療癒級精油

3) 水果療法

- 西瓜連西瓜子一起咬碎吃對腎臟排毒有效
- 蔓越莓汁（不添加糖粉，最好自製）
- 用檸檬、黃瓜、蘆筍做排毒果汁斷食

4) 去除疤腎臟痕組織

腎臟失調往往是因為器官累積了疤痕組織，而疤痕組織增生也代表著炎症的失衡狀況在發生。疤痕組織阻礙了健康腎臟細胞生長，導致腎臟功能失調。

目前筆者接觸過唯一有助處理除疤痕組織且非常有效的方法，是透過一種叫 FSM（頻率特定微電流）的科技。筆者曾遠赴德國跟業界權威 Doctor Carol McMakin 學習，在短時間內可處理疤痕組織。一般情況，做 3 - 6 次每次 90 分鐘的調頻就開始見效。*(查詢電話：6826 0680)*

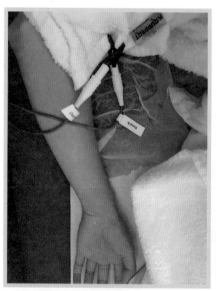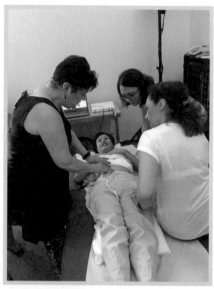

筆者曾遠赴德國跟名師 Doctor Carol McMakin（右圖左一）學習 FSM（頻率特定微電流）的科技，在短時間內可以處理疤痕組織

　　至於每天保養方面，可於起床時喝一杯加入 Young Living 檸檬療癒級精油的溫水。新鮮檸檬的酵素能做到人體排毒，而療癒級精油含 d-limonene（d-檸檬烯），是一種被證明可協助身體排毒的物質。

054
想健康，要護肝？

　　肝的功能實在太多：生產蛋白質來製造血小板、生產膽固醇、協助體內運送脂肪的蛋白質、把葡萄糖轉化成肝糖提供能量，調節胺基酸；同時肝臟又會處理紅血球、儲存鐵質、減低血液內所含毒素……等。

　　所以，你怎能不讓自己擁有一個乾淨的肝？

　　此外，肝臟有一條肝靜脈和一條肝門靜脈，是全身唯一有兩套血管的器官，可謂非常獨特。

　　由於有雙重血流，每分鐘有多達 1 公升到 2 公升的血液流過肝臟，佔了心臟輸出的 ¼。來自肝動脈的血液，是充滿氧氣與養分的；而來自肝門靜脈的血液，是靜脈血，較缺氧，但含營養成分，同時也含有雜質與毒素所以不能直接送回身體，必須要透過肝門靜脈系統把血液在肝臟裡面進行解毒，然後被處理過又乾淨的血液才通過肝靜脈輸出回到全身的大循環去。

　　肝臟裡面已積存大量毒素，因此在排毒進行期間或開始服用營養健康補充品時，會有額外被排出來的毒素凝滯在結腸。那些垃圾不但不能被排出體外，還會重新再被吸收到體內而造成惡性循環。毒素也會令肝臟的酵素如 AST、ALT、ALP，GGT 全部躍升，並出現非酒精導致的脂肪肝。

　　如果血液不能在肝臟正常過濾，心臟的工作量就會隨之增加，有機會引發高血壓的狀況。

既然全身大量血液也必須經過肝臟才回到全身的循環，那你現在明白一個乾淨的肝臟有多重要了嗎？

最後，除了靠肝臟輸出乾淨的血液，飲食也相當重要。要擁有乾淨的血，簡單的方法就進食乾淨的食物和飲用乾淨的水了。

肝臟排毒 第一與第二階段

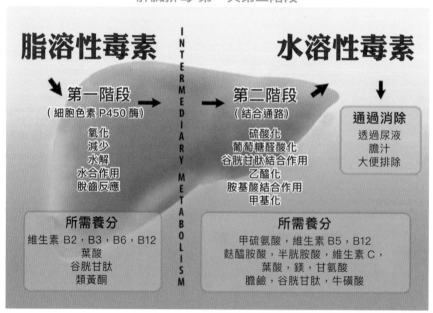

脂溶性毒素

INTERMEDIARY METABOLISM

水溶性毒素

第一階段
（細胞色素 P450 酶）

氧化
減少
水解
水合作用
脫齒反應

第二階段
（結合通路）

硫酸化
葡萄糖醛酸化
谷胱甘肽結合作用
乙醯化
胺基酸結合作用
甲基化

通過消除

透過尿液
膽汁
大便排除

所需養分

維生素 B2，B3，B6，B12
葉酸
谷胱甘肽
類黃酮

所需養分

甲硫氨酸，維生素 B5，B12
麩醯胺酸，半胱胺酸，維生素 C，
葉酸，鎂，甘氨酸
膽鹼，谷胱甘肽，牛磺酸

055
如何 Detox 肝臟垃圾？

　　肝臟排毒過程共分兩個階段去中和體內有害化合物，當中包括西藥、殺蟲劑、各種毒素、炎症與荷爾蒙產生的化學物質如組織胺，然後把脂溶性毒素轉化為水溶性垃圾。

　　在第一階段，肝臟把有毒化學物質轉化成毒素較少的物質後排出體外。這階段會有個「副作用」— 體內會產生自由基。當每一個毒素分子被代謝，就會有一個自由基分子形成，因此身體特別需要谷胱甘肽、維生素 C、維生素 E、類胡蘿蔔素、硒、類黃酮等抗氧化來減低自由基的破壞。

　　肝臟排毒第二階段，把毒素與第一階段排毒後所剩下來的化合物結合，透過體液如膽汁和尿液排出體外。此時身體需要含有硫的胺基酸如 taurine（牛磺酸）和 cysteine（半胱胺酸），還有 glycine（甘氨酸）、glutamine（谷氨醯胺）、N-acetyl cysteine（N- 乙醯半胱氨酸）、choline（膽鹼）和 inositol（肌醇）等。建議進食食物包括：

- 雞蛋
- 十字花科蔬菜如西蘭花、椰菜、椰菜花、抱子甘藍
- 生蒜頭
- 洋蔥
- 韭菜
- 紅蔥

Glucuronic acid（葡萄糖醛酸）在肝排毒過程是必須的，如果期間不夠葡萄糖醛酸，那麼排毒就只有大約 3 成效用。因此需要多進食根莖類蔬菜、根莖類香草，和十字花科蔬菜包括：

- **西蘭花**
- **椰菜花**
- **抱子甘藍**
- **羽衣甘藍**
- **老姜**
- **人參**
- **黃薑**
- **奶薊**

另外，以下方法也有效：

1) 泡茶法

對排除肝臟毒素有用的天然草藥包括：Dandelion Root（蒲公英根）、Green Tea Extract（綠茶提取物）、Beets（甜菜）、Milk Thistle（奶薊）和 Burdock Root（牛蒡根）、Bryonia Alba（野蛇麻草）、Nux Vomica（馬錢子）、Chelidonium（白屈菜），而首推是蒲公英根。

做法：
- 一湯匙的蒲公英根放在大杯子裡
- 熱水浸泡 4 小時
- 再燉 20 分鐘

分開幾次飲用，每次喝 ¼ 杯，相隔幾小時可再喝市面亦有一種叫 Essiac tea（護士茶）可協助肝臟排毒。

2) 精油療法 *

用療癒級精油製造膠囊或者塗在肝臟位置後熱敷。John Hopkin's University（約翰·霍普金斯大學）有研究指檸檬和香橙療癒級精油能有效提升肝臟和結腸谷胱甘肽水平，對排毒有幫助。

材料*：
- Lemon（檸檬）6 滴
- Orange（香橙）6 滴
- Rosemary（迷迭香）6 滴

* Young Living 療癒級精油

做法：
- 把以上療癒級精油混合後，滴 5 滴進素食膠囊裡面，每天 2 粒，直接服用
- 或每天兩次把以上混進天然植物底油（比例 1:1）塗在肝臟位置上，用熱毛巾熱敷約 15 分鐘

3）蘋果膠斷食法

材料：
- ProPectin 蘋果膠

做法：
- 早、午、晚用蘋果膠做代餐
- 每餐可以 3-6 包
- 期間不吃任何其他食物或飲料
- 最遲一餐晚上 6 點前飲
- 視乎身體狀況，建議開始時做 3 天，再慢慢遞增到 7 天

4）去除肝臟疤痕組

　　肝臟失調往往是因為器官累積了疤痕組織，而疤痕組織增生也代表著炎症的失衡狀況在發生。由於疤痕組織阻礙了健康肝臟細胞生長，導致肝臟功能失調。

　　目前筆者接觸過唯一有助處理除疤痕組織且非常有效的方法，是透過一種叫 FSM（頻率特定微電流）的科技。筆者曾遠赴德國跟 Doctor Carol McMakin 學習這個配合量子醫學的技術，在短時間內可以處理疤痕組織。一般情況，做 3 － 6 次每次 90 分鐘的調頻就開始見效。*（查詢電話：6826 0680）*

056
橄欖油有效疏肝排膽石？

這個疏肝法，就連有膽石的讀者也可作參考。只需準備三種材料：
1) 有機、未經高溫消毒蘋果汁；2) 初榨冷榨橄欖油；3) 蔬菜。

做法：

- 連續 3 日，只吃蒸西蘭花、椰菜、胡蘿蔔、菠菜或加少許糙米
- 每天喝最少 1.5 公升礦泉水或 pH8 − 8.5 鹼性水
- 每天喝 1 公升有機、未經高溫消毒蘋果汁
- 到了第 3 天晚上，把 1oz 新鮮檸檬汁、菠蘿汁或葡萄柚汁
  混入 6–7oz 初榨冷榨橄欖油一口氣全部喝掉
- 立即躺下，以右邊身體側仰做胎兒姿勢，膝蓋緊貼胸口，保持
  最少 30 分鐘（建議預先準備嘔吐用器皿並放在頭部附近位置，
  但最好盡量避免嘔吐，那種想吐的感覺會在數分鐘之後消失）
- 然後睡覺

留意未來數天，有機會隨著大便排出綠綠黑黑的「石」出來。如果
有，那些很有機會是膽石，這些「垃圾」一直阻礙肝臟排毒功能。

這樣清肝後，連肺部也會被清理的，是種多功能排毒啊！

057
排毒首選吃沙拉？

Raw Food Diet（生機飲食）近年開始備受關注。有說透過這種飲食法進食蔬菜時可以吸收較多營養，而熟食則會把植物天然酵素、維他命、礦物質等殺掉；但亦有說熟食蔬菜更容易消化，到底排毒時跟從那個方法好？

筆者的觀點是，關鍵不一定在於你吃什麼或者怎樣吃，而是你的身體能吸收什麼。

在 2010 年於 American Journal of Clinical Nutrition 發表的一項研究報告指，進行生機飲食參加者雖然吃很多胡蘿蔔素，但吸收最多胡蘿蔔素的，卻是進行全面營養飲食的參加者。

生吃蔬菜所吸收的植物營養素能有助減低慢性疾病如心臟病、中風、癌症和眼睛相關疾病，也能增進身心健康和消退抑鬱症徵狀，而生吃的蔬菜裡會保存較多水容維生素如維生素 B 和 C。

比較適合生吃的蔬菜有：

蔬菜	備註
燈籠椒	什麼顏色的燈籠椒都可以。 熟食燈籠椒會令其抗氧化成分大減 75%
西蘭花	生西蘭花含抗癌物 sulforaphane（蘿蔔硫素）多 3 倍
洋蔥	生洋蔥含有預防心臟疾病的抗血小板劑
蒜頭	研究顯示生蒜頭內含有一種 特別的硫磺成分，具有抗癌效果

　　不過要注意是，生吃太多十字花科蔬菜就可能帶來害處。相信大家都留意到近年健康飲食潮流會常見 Kale（羽衣甘藍），但生吃過多這蔬菜的話可導致甲狀腺功能減退症出現。那幾多才算多？ 1993 年有一個刊登在 Journal of the Science of Food and Agriculture 的研究指，定期每天吃 10 杯份量的羽衣甘藍已是極限。

　　另外，每種十字花科蔬菜的最高吸取量也各有不同。長遠來說是否人人適合某種生機飲食也要似乎個人狀況來決定。

何謂 「Raw」 Food Diet ？

要做到生機飲食的「生」，餐單須含有 70% 全生及未經加工的食物，而食物不能以超過攝氏 40 度加熱才夠「Raw」。

那麼，比較適合熟食的蔬菜是哪些？

蔬菜	備註
菠菜	蒸菠菜可把阻礙身體吸收鈣和鐵的 oxalic acid（草酸）減低達 53%，也可保留一種幫助身體製造 DNA 的維生素
露筍	研究顯示可增加其抗氧化及抗癌特質
番茄	增加番茄所含的 lycopene（番茄紅素），一種脂溶性抗氧化成分
豆類	大部分豆類也不建議生吃因為會導致腸道消化問題
胡蘿蔔	連皮熟食的抗氧化成分倍增，烤的話也很有營養
芹菜	—
馬鈴薯	—

最理想的餐單，是把生吃與熟食的蔬菜混合。從排毒角度看，沒有絕對只能吃某一種才可做到效果，不過，炸的蔬菜就肯定不是排毒的選擇。而蒸蔬菜比直接用水煮熟的做法較能保存蔬菜的抗氧化特性。

058
吃纖維＝排毒？

刊登於 American Journal of Epidemiology 的一個分析指，在 17 項牽涉近 100 萬人的研究發現，每天食用 10 克纖維可減低死亡風險達 10%。

纖維的確有助身體吸收營養和減低毒素，而食用纖維排毒是透過滲透作用 (osmosis) 來進行。意思是纖維提取含有毒素的液體，繼而把那些毒素排出體外。

纖維是排泄系統的重要部分，時時刻刻把致癌物演變成為身體「問題」之前就把它們排除。例如，纖維會透過改善腸道通往時間 來預防結直腸癌，這調節等於把致癌物掃光光了。

Journal of Nutrition 刊登過美國國家癌症學院一項名為 Polyp Prevention Trial (PPT) 的研究，該項研究目的是去找出導致結直腸腺瘤復發的原因，是否在於一種關鍵食物－就是參加者進食的豆類食品。纖維除了有效降低結直腸患病風險外，也對低其它頑疾如乳癌、前列腺癌、口腔癌、喉癌等有正面影響。Annals of Oncology 一項研究指，進食每 10 克纖維可減低的結直腸風險為 10%、乳癌風險可減低 5%。另一個刊登在 Pediatrics 的報告顯示，每天進食 28 克纖維的女士比每天進食 14 克纖維的女士在更年期前患上乳癌的機會降低 14%，而吃更高纖維的女士群在生命任何時間患上乳癌的風險都有機會下降多達 16%。

纖維共分兩種：

	功能	參考食物
可溶性纖維	有助平衡血糖和膽固醇	麥片、豆類和部分水果和蔬菜
非可溶性纖維	像一把清理我們消化腸道的掃帚	全麥製品、腰豆、麩糠食品、水果和蔬菜

　　而筆者最愛的 ProPectin 蘋果膠，是可溶性纖維，且是市面上唯一 100% 水溶性的食用纖維。

我們日常吃的食物有多少纖維呢？
大家可參考＊：

豆 1份 = ½ 杯		7 克
黃豆 1杯豆奶或半杯豆腐		1 克
蔬菜 1份 = 1 杯		4 克（生菜是 2 克）
水果 1份 = 1個中型水果		3 克（1杯果汁是 1 克）
穀類 全麥比加工穀物纖維高		加工穀類如白麵包、白米、加工穀物 － 1 克 全麥麵包、麵食 － 2 克 全麥穀物、糙米 － 3 克 麥片 － 4 克 麩、糠 － 8 克
肉類、家禽、魚類		0 克
雞蛋、奶類製品		0 克
汽水		0 克

＊來源：The Physician's Committee for Responsible Medicine (PCRM)

筆者推介高纖維食品：

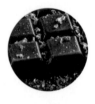
黑巧克力 10g
纖維 /100g

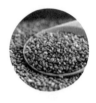
奇亞籽 30g
纖維 / 100g

椰子 9g
纖維 /100g

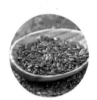
亞麻籽 27g
纖維 / 100g

黑豆 8.9g
纖維 /100g

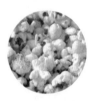
爆米花 14.5g
纖維 / 100g

小米 8.5g
纖維 /100g

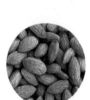
杏仁 12.5g
纖維 / 100g

抱子甘藍 8.3g
纖維 /100g

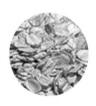
燕麥 10.6g
纖維 / 100g

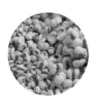
薏米 6g
纖維 /100g

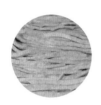
全麥麵條 8g
纖維 /100g

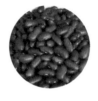
腰豆 5.4g
纖維 /100g

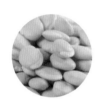
扁豆 7.9g
纖維 /100g

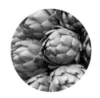
菜薊 5.4g
纖維 /100g

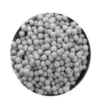
鷹嘴豆 7.6g
纖維 /100g

毛豆 5g
纖維 /100g

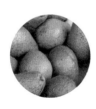
牛油果 6.7g
纖維 /100g

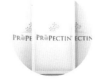
ProPectin
每包 /3g 纖維

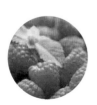
覆盆子 6.5g
纖維 /100g

059
消化酶排毒？

在對抗頑疾，或者人體器官或組織退化疾病時，建議可用酵素來為身體進行排毒。在市面琳瑯滿目的酵素產品中，與其亂買，筆者會信賴 Young Living 的出品。這品牌的各種酵素分類很有系統，將複雜的事情變得簡易。

基本上，針對排毒只需一款叫 Essentialzyme 已可以。然而，堅持做到是需要極大承諾：

第 1 階段
- 每天 3 次，每次 3 粒
- 每天服用份量遞增 1 粒，直到有想吐的感覺
- 然後停止服用約 24–36 小時

第 2 階段
- 每天 3 次，每次 4 粒
- 每天服用份量遞增 1 粒，直到有想吐的感覺
- 然後停止服用約 24–36 小時

第 3 階段
- 每天 3 次，每次 5 粒
- 每天服用份量遞增 1 粒，直到有想吐的感覺
- 然後停止服用約 24–36 小時

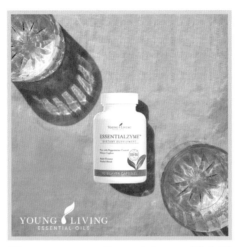

用 Young Living Essentialzyme 消化酶
排毒是一個需要量很有紀律的排毒法

第 4 階段

- 重複第 3 次有嘔吐感之前的份量（例如：如果你是在每天服
  用 18 粒有第 3 次嘔吐感，那麼你就是要由每天 3 次，每次
  5 粒的份量再開始）

- 維持 6 星期

第 5 階段

- 第 7 個星期開始，由第 1 階段重新做起

- 維持多 1 個週期完成

注意：如果你的醫護人員認為你處於疾病的緩解期，則可以維持每天
　　　3 次，每次 5-10 粒的份量。由於這是一個很嚴謹的過程，如
　　　有任何疑問，可以先跟你的醫護人員商量。

如果你認識這品牌，可能也會被它幾隻酵素弄得好混亂，因為每一款都好有用，但每一款好像類似得來又很不同。到底該如何選擇？

Allerzyme	Detoxzyme	Essentialzyme	Essentialzymes-4
消化糖及碳水化合物	消化糖，碳水化合物，蛋白質和脂肪	幫助消化及排除體內毒素垃圾	分解脂肪、蛋白質、纖維及碳水化合物
消滯、紓解肚脹、胃氣、腸胃過敏症狀	消滯、紓解肚脹、胃氣、胃抽筋	提升消化，支援肝臟、胰臟、消化道健康	幫助消化與吸收主要營養；平衡體內酵素
飯前服用	餐與餐之間服用	用餐時服用	用餐時服用

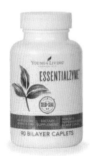 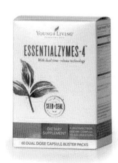 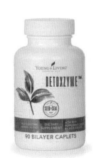 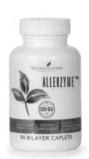

060
排毒飲食好簡單？

排毒飲食本身是非常著重細節與自律，不過方向是可以好簡單的。

1. 吃低血糖負荷的飲食
   低糖，少麵粉、少精製碳水化合物

2. 多吃蔬菜和水果
   顏色越深，品種愈多愈好，高植物營養素含量對排毒過程很有幫助

3. 遠離有害食品
   農藥，抗生素、激素，和基因改造食品不要再吃了

4. 遠離有害化學品
   學會看食物標籤，向添加劑、防腐劑、染料、味精，人造甜味劑等說不

5. 吃高質量脂肪
   歐米茄 −3 脂肪是老少咸宜的！多吃橄欖油、堅果，種子和鱷梨

6. 確保攝取足夠蛋白質
   有助控制食慾和肌肉合成（尤其對年長的人）

7. 多吃健康食品
   本地和新鮮及有機的食物、草飼牛、Free Range（放養）肉類、有機雞蛋，還要多吃 Whole Food（原型食物）

8. 配合有效保健品
   現代社會太被污染了！我們的泥土、空氣等質素已經大不如前。即使跟隨以上建議，也務必要服用信譽可靠、有成效的保健品來補充營養素、維生素、微量元素，以及協助身體平衡或排毒，而且更有服務可檢測身體是否適合某補充品和所需份量。**（查詢電話：6826 0680）**

061
DIY「排毒水」有用嗎？

Detox Water（排毒水）最大的好處是因為它本身就是水。只要每一天喝足夠多的水，身體就可以有效地排毒、幫助消化、補充活力、減少疾病、調節體溫、保持循環健康 …… 等等。

排毒水旨在為身體注入水分和營養，自製排毒水 一定要避免使用濃縮果汁、普通樽裝果汁、糖或代糖，因為不僅刺激胰島素水平，還可加劇體內脫水情況。此外，排毒水中的水果和蔬菜最理所當然是 100% 有機和非基因改造，且要徹底清洗乾淨（如使用葡萄柚和檸檬皮、及黃瓜等，清洗過程尤其重要）。

以下 5 個簡單易的排毒水食譜：

1）流感排毒水

黃瓜是超級保濕劑，還含有二氧化矽，有助排重金屬；薄荷可以幫助消化和提升情緒；最後，羅勒為這 detox water 添加了平衡元素，這是一個在流感季節適用的排毒水。

材料：
- 1 片黃瓜皮，切片
- 3 滴 薄荷精油 *（可再加 3 枝新鮮薄荷葉）
- 3 滴 羅勒精油 *（可再加 ½ 杯新鮮羅勒葉）
- 1L 新鮮過濾 / Ph 8 鹼性水水

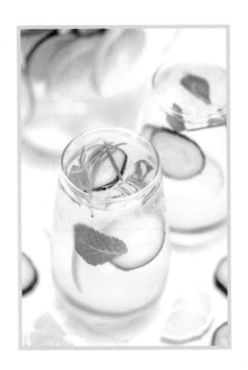

2) 清腎排毒水

蔓越莓有助刺激腎臟清潔，支援腎臟發揮最佳性能。也許你有聽過患尿道染時可大量食用蔓越莓，那是因為它含有一種可防止細菌粘附在膀胱壁上的物質。

材料：

- 1/2 杯新鮮蔓越莓，壓碎
- 1L 新鮮過濾水 / Ph 8 鹼性水

3) 強身健體排毒水

　　這配方需要用上各種莓類水果，建議可使用草莓、藍莓、覆盆子或黑莓，甚至 4 種全用也可以。

材料：

- 3 杯西瓜塊
- 2 杯莓
- 2 滴薄荷精油＊（可再加 1 枝新鮮薄荷葉）
- 1L 新鮮過濾水 / Ph 8 鹼性水

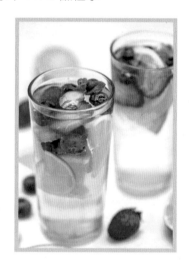

4) 祛濕排毒水

　　生薑除了被證實可增進血液循環，在中醫角度有驅寒祛濕功效；而檸檬當然是很好的一個解毒劑。

- 生薑根 10–15 片（可再加 2 滴薑＊精油）
- 1 個有機檸檬，切成薄片（可再加 2 滴檸檬＊精油）
- 1L 新鮮過濾水 / Ph 8 鹼性水水

5）熱飲排毒水

　　建議選用澳洲 Granny Smith（史密斯）青蘋果，它的維生素 A、葉酸、鈣和鎂與肉桂棒相結合後，有利於免疫系統和血液循環。這個用溫水甚至加熱喝會更為適合。

- 1 個未剝皮的 Granny Smith 蘋果（或你最喜歡的品種）切片
- 2 根肉桂棒（或可選用玉桂＊精油）
- 1L 新鮮過濾水 / Ph 8 鹼性水

＊ Young Living Vitality 食用精油

Tips：
- 一定要使用新鮮的過濾水或鹼性水
- 要使用堅固、清潔的玻璃瓶
- 切勿使用樽裝水作為材料。因為塑料容器通常含有 BPA，水果中的植物化學物質和 Terpenes（萜烯）會導致這種危險的化學物質釋放更多出來

062
DIY 蔬果汁有用嗎？

開始清理腸道時，用蔬果汁排毒食是其中一個選擇。

有段時間，筆者一聽到排毒蔬果汁便怕怕，因為曾訂過坊間流行的冷榨果汁排毒療程，結果喝完咳了很久也好不起來。於是把套票轉贈給助理，怎料她喝了幾天後感到乏力和眩暈不能上班。直到筆者女朋友教筆者自家製兩款健康排毒 Raw Juice（原汁），效果非常理想外，喝完也沒出現咳嗽、手腳冰冷、頭暈等反應，才敢再飲用蔬果汁排毒。

綠色 Raw Juice 材料（請選用有機食材）：

- 羽衣甘藍
- 甜菜
- 西蘭花
- 牛油果
- 青蘋果
- 自選水果 1-2 款
- 藜麥 少許
- 益生源保健品 （如：ProPectin 蘋果膠）
- 果仁果籽（杏仁 / 核桃 / 南瓜籽 / 奇亞籽之類）
- 草藥（請參考下面建議）
- 薑

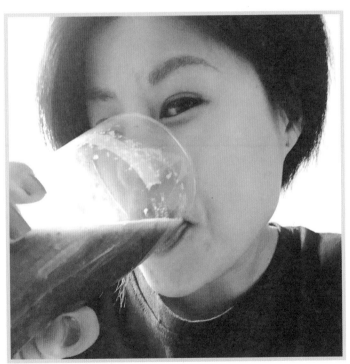

翻看照片，筆者是在 2015 年開始喝 raw juice 的

紅色 Raw Juice 材料（請選用有機食材）：

- 甜菜頭
- 番茄
- 羽衣甘藍
- 青蘋果
- 自選水果 1-2 款
- 微量元素保健品（如：Young Living 寧夏紅）
- 草藥（請參考下面建議）
- 薑

做法：

1. 以上材料洗乾淨連皮切成大概 3.5 cm 粒粒
2. 放進攪拌機攪
3. 加入 pH 8.5 鹼性水
4. 份量可自行決定，足夠每天喝 2-3 杯（每杯 750ml）便行

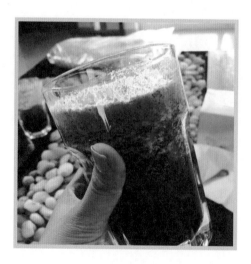

期間配合進食的保健品：

- 益生菌 – 增加腸道內好菌，減低垃圾再度積聚
- 酶 – 有助分解纖維，溶解積聚垃圾；有人會在吃過多纖維後產生不太舒服的肚漲感覺，需要服用消化酶

額外配搭的草藥：

Buckthorn（沙棘），senna pods（番瀉葉豆莢），Psyllium（洋車前子）；筆者首推本身是纖維的 Psyllium

其他飲食配搭：

多吃十字花科類的高纖蔬菜如；西蘭花、椰菜花，和彩虹顏色的蔬菜。纖維對腸道清理過程尤其重要，它是來自植物的碳水化合物，能夠把糞便體積增大，並發揮天然瀉劑一樣把毒素排走

其它備註：

排毒果汁必須要含有充足的纖維，每天喝 2-3 杯（每杯 750ml），連續喝 3 天，其餘時間也起碼每天喝 2 公升

如想於清理腸道期間加入 Psyllium（洋車前子），請別買 Metamucil®（美達施®）。這品牌雖然標榜自己是 100% Psyllium 製造，但並不是有機，而且 Psyllium 只是活躍成分，它裡面還添加了人造成分、檸檬酸、FD&C Yellow 6 食用色素等

063
經典檸檬水排毒？

在那遠古的從前，筆者也以為排毒方法並沒太多選擇，不外乎也是斷食而已。當中最經典的，是配合喝檸檬水全面地斷食 7-10 天的 Lemonade Diet（檸檬水食療）。

這斷食法真名叫 Master Cleanse，是由美國一位另類療法從業者 Stanley Burroughs 於 1941 年發明並於 1976 年在推出著作《The Master Cleanser》裡面首度介紹而從此廣為流傳。同一個排毒法於 2004 年被另一作家 Peter Glickman 於他的新書《Lose Weight，Have More Energy & Be Happier in 10 Days》舊事重提而再度重見天日，但最紅名莫過於著名天后級歌手 Beyoncé（碧昂絲）在 2006 年公開用此方成功極速瘦身。

做法是每當感到肚餓時就喝大約 6-12 杯 300ml 混合了喝檸檬汁、B 級楓糖漿和 Cayenne Pepper（卡宴辣椒粉）的飲料，以提供身體所需的熱量、維生素和礦物質。

檸檬汁口感雖然酸，但進入身體後屬鹼性，對排毒和健康有幫助。用 B 級楓糖漿是因為它含有營養礦物質，可支援排毒中身體所需的養分，如不用楓糖漿亦可選擇 Yacon Syrup（雪蓮果糖漿）。而辣椒粉能使血管擴張、為身體保溫及增強血液循環，在排毒過程中也負責燒脂及提供維生素 A 的功能。進行檸檬水食療期間，有機會感到少量不適如頭痛、反胃、乏力等，不過到第 3 日和 第 7 日，身體化學物質改變後，能量便會開始再度提升。

經典配方：

- 有機檸檬 ½ 個，榨汁
- 檸檬汁混入 236ml 蒸餾水
- 加入 1-2 湯匙 B 級楓糖漿或雪蓮果糖漿
- 再加最多 1/10 茶匙卡宴辣椒粉

筆者改良配方：

- 有機檸檬 ½ 個，榨汁
- 檸檬汁混入 236ml pH 8.5 鹼性水
- 加入 3 滴 Young Living Vitality Orange / Grapefruit 食用精油
- 混入 1 包 ProPectin 蘋果膠
- 再加最多 1/10 茶匙卡宴辣椒粉

> O型血注意！
>
> O型血的人有機會血液循環較弱，需每半個小時就喝這檸檬水以保持血糖水平，不然體溫或會在排毒期間下降。但不管那個血型也好，筆者建議進行任何排毒前要跟專業健康從業員好好諮詢自己身體狀況

誰用檸檬水食療瘦身？

　　2006 年，天后 Beyoncé（碧昂絲）在名嘴 Oprah 的節目上透露，為了飾演電影「Dreamgirls」（夢幻女郎）裡面青少年時期的 Deena Jones 一角，當時 25 歲的她需要在極短時間內減磅，經營養師建議採用了檸檬水食療。

　　除了她以外，還有 Demi Moore（狄美‧摩亞），Anna Friel，（安娜‧佛芮），Ashanti（亞香緹），Jake Owens（傑克‧歐文），Jared Leto（謝勒力圖），Ashton Kutcher（艾斯頓‧古查），David Blaine（大衛‧布萊恩），Robin Quivers（羅賓‧奎弗斯）等等。

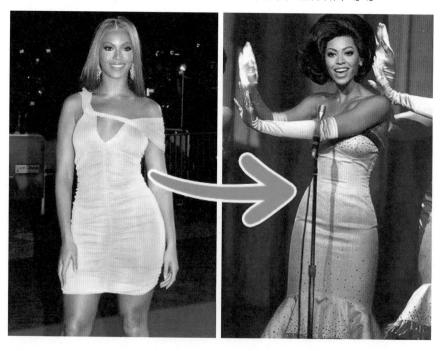

064
戒糖排毒有策略？

勸人戒糖，通常總會聽到：「好難啊！」。因為要戒糖的人往往是有嗜甜習慣，很多時更是因為體內的菌和病毒要吃，否則它們便無法生存。

如果覺得戒糖有困難，不妨參考這個策略：

1) 增加進食 Whole Food（原型食物）－ 食用新鮮有機原型食物如：綠葉蔬菜和十字花科蔬菜，不但可以幫助身體排毒，還可提供額外的纖維、維生素和礦物質；多吃含豐富蛋白質的草飼肉類，以及含健康脂肪的鱷梨和椰子油等有助抑制吃糖的慾望。

2) 食用 L–Glutamine (L– 谷氨酰胺) – L– 谷氨酰胺是一種對人體很重要的氨基酸，而且人體必須通過食物或者高質保健品才能夠攝取。谷氨酰胺有助支援大腦功能、重建和修復肌肉、對抗感染、對腸道的健康更是不可缺少。它還被證實可以燃燒脂肪、治愈胃潰瘍和腸道滲漏症、增強免疫系統、協助整個身體排毒，並平衡血糖。對於要戒菸、戒酒和戒糖的人來說，起了重大效用。

3) 保充足夠水分 － 當筆者脫水時，上癮行為（尤其是糖）便會加劇。當嗜甜的心癮又發作時，喝一大杯檸檬水就能抑制了。須確保每天在飲用體重一半（以盎司為單位）的新鮮過濾水。早上先飲 8 盎司檸檬水，對於肝臟清理和排毒非常有幫助。

4) 強化腸道健康 – 如經常攝入較多的糖份或高碳水化合物食物，體內的 gut microbiome（腸道微生物組）可能已經嚴重地失控，身體因此需要攝取足夠益生菌和益生元來支持消化系統並恢復平衡。建議生吃健康的蔬菜、喝低糖 Kombucha（紅茶菌）、Bone Broth（骨湯）、Kefir（開菲爾）和優格（可選擇非乳製品），還有飲用 Pro Pectin 蘋果膠。日常飲食中添加益生菌補充劑是一個很好的整體策略，可以提升您的腸道健康，保持強大的免疫力。

5) 情緒清理 – 情緒跟我們吃什麼也可謂息息相關。當處於危機或壓力之中，很多人就不由自主吃蛋糕、餅乾、冰淇淋或薯片來減壓。2007 年的一項對老鼠的研究發現，在含有糖水和可卡因之間進行選擇時，實驗室老鼠每次也會選擇糖水 ，無論是天然的（如：水果）、人工的（如：HFCS），還是假的（如：糖精）。而事實上，許多食品製造商使用食品添加劑和甜味劑來故意讓人成癮的。吃甜食不是罪過，如果可找出嗜甜在情緒層面背後的真正原因（量子檢測是最有效做到的），好好清理後便可以與您喜歡的食物保持健康的關係了。

6) 接受偶爾的縱容 – 即使是有意識地要戒糖，也會有忍不住的時候。此時別太內疚，從經驗中學習並繼續前進，否則那些負面情緒會導致體內產生更多炎症及增加體重，適度的放縱未必會導致體重增加或對健康造成傷害的。只要趕快持續進行排毒和恢復營養飲食就可以了。

065
排毒要吃 Organic？

當知道這麼多農作物都滿佈有毒農藥和殺蟲劑後，買有機的食材還是比較安全的選擇 。不過 有機食品在香港和中國的價格實在是貴，所有食材要買有機的話對一些家庭或會造成經濟壓力。到底是不是所有蔬菜都要買有機才可以呢？如果可以的話，當然是，不過也可以有彈性的！筆者建議：

需要買有機的蔬果：

* 士多啤梨
* 菠菜
* 蘋果
* 桃
* 梨
* 車厘子
* 提子
* 芹菜
* 番茄
* 薯仔
* 燈籠椒

未必需要買有機的蔬果：

* 牛油果
* 菠蘿
* 椰菜
* 洋蔥
* 木瓜
* 露筍
* 芒果
* 矮瓜
* 蜜瓜
* 奇異果
* 哈密瓜
* 椰菜花
* 西柚
* 玉米（但須確定非基因改造）

但「有機」這個標籤不一定就是 100% 安全的保證。一來有些不良商戶會用假的「有機」認證標籤；二來，即使真的是有機，也一樣會有農藥殘餘物。因為有機種植農夫也有機會用農藥－只是有不同而已！傳統農務業用的有多達 900 種不同的人造／化學農藥，而 USDA（美國食品藥品管理局）批准有機種植用的農藥清單，雖然要求原產是天然，但也容許小心地和受管制地用 25 款人造／化學農藥的。買有機蔬果時可以做多些資料搜查，或者找信譽好的私營農場，甚至現在好流行自己去栽種啊！

清洗蔬果小提示

最理想是用 pH 10 鹼性水浸洗之後再沖水。沒有鹼性水的話，就把蔬菜浸在鹽／白醋（或者混合）的水裡面 20 分鐘；最有效是直接用小蘇打水來浸洗 15 分鐘（比例是 1oz 小蘇打：100oz 水），浸完還可以用清水再沖

066
排毒慎防食物添加劑？

在本書第 38 問《E + 數字 = ？》裡面已經介紹過食物添加劑帶來的毒害，但活在今天的速食社會，多數人都未能完全避免。但如果大家願意做到應免則免的話，在云云食物添加劑毒素裡面，筆者建議慎防以下 10 大食物添加劑：

食物添加劑	一般統稱	常用食物	慎防原因
Aspartame 阿斯巴甜	E951	• 無糖 / 纖體產品 　（如：無糖汽水、無糖口香糖） • 果凍、布丁、甜點 • 代糖 • 薄荷糖 • 盒裝穀物病 • 樽裝飲品 • 牙膏症、阿滋海默 • 咳藥水 • 可咀嚼的補充品 　（如：維生素 C）	• 神經毒素 • 致癌物質 • 影響智商 • 導致腦腫瘤、淋巴瘤、糖尿、多發性硬化症、帕金森症 • 纖維肌痛、慢性疲勞、抑鬱、焦慮、昏眩、頭痛、嘔吐、精神失調
BHA，BHT 丁基羥基甲氧苯，二丁基羥基甲苯	E320	• 薯片防腐劑 • 口香糖 • 盒裝穀物 • 冷藏肉腸 • 豬油 • 糖果、果凍 • 酥油	• 影響腦部神經元 • 導致行為問題如：注意力不足、過度活躍症
Food Dyes Blue #1, Blue #2, Red #3, Red #40, Yellow #6, Yellow Tartrazine 色素	E102 E110 E124 E133	• 果汁雞尾酒 • 櫻桃酒、櫻桃批、櫻桃蛋糕用的櫻桃 • 冰淇淋 • 糖果 • 麵包製品 • 通心粉 • 片裝芝士	• 導致行為問題如：注意力不足、過度活躍症 • 減低 IQ • 致癌

食物添加劑	一般統稱	常用食物	慎防原因
High Fructose Corn Syrup 高果糖漿	HFCS	• 大部分加工食物 • 麵包 • 糖果 • 有味乳酪 • 沙拉醬汁 • 罐頭蔬菜 • 盒裝穀物	• 導致肥胖 • 增加壞膽固醇導致癡肥與糖尿病
Monosodium Glutamate 味精	MSG E621	• 中式食品 • 薯片、零食、曲奇、餅乾 • 調味料 • 罐頭湯 • 冷藏快餐 • 午餐肉	• 影響腦部神經元 • 令飽肚感消失，容易肥胖 • 引致抑鬱、眼睛首損、疲勞、頭痛、癡肥
Potassium Bromate 溴酸鉀	E924	• 麵包類	• 致癌 • 小量已經對人類造成傷害
Sodium Nitrate / Sodium Nitrite 硝酸鈉	E250	• 熱狗腸、培根、火腿、午餐頭、鹹牛肉、薰魚、任何加工肉類	• 高度致癌物質 • 導致人體器官如肝臟及脾臟紊亂
Sodium Sulphite 亞硫酸鹽	E221	• 洋酒 • 乾果	• 哮喘、頭痛、呼吸問題、疹子
Sulphur Dioxide 二氧化硫	E220	• 啤酒、汽水的防腐劑 • 乾果 • 果汁 • 洋酒 • 醋 • 薯仔製品	• 哮喘、高血、過敏壓性休克 • 損毀體內維生素 B1 及維生素 E

簡單辨識包裝上的「E」編號

食物添加劑均根據其用途分為 23 種類別，編碼一般以英文字母 E
開始。常見的有：

E1 字頭	色素
E2 字頭	防腐劑
E6 字頭	添味劑
E9 字頭	甜味劑

E 編號（英語：Enumber）是歐盟對其認可的食物添加物編號，
在英國和愛爾蘭，E 編號通俗的是指人工食物添加劑，所以有些雖
然號稱不含 E 編號添加劑的產品事實上卻有添加劑。例如汽水中
的重碳酸鹽實際上是有 E 編號的但可以不標籤出來。而 E 編號在
美國和加拿大很少被使用，亦擁有 E 編號的食物添加劑會在不同
國家或可批准使用。例如，在澳洲及新西蘭被批准使用的，在歐
盟國家是可以不被禁用。一些在先進國家如歐美日本禁用的 E 編
號，在亞洲一些國家則可使用。學看標籤確是一個學問呢！

067
葡萄柚排毒瘦身？

用葡萄柚排毒和燒脂已經聽了幾十年吧？

從 20 世紀 30 年代開始，「葡萄柚食療」或「好萊塢食療」就已經存在，做法是連續 12 天每次進餐時吃葡萄柚或喝葡萄柚汁。至於用葡萄柚精油瘦身，2014 年日本對大鼠和小鼠的研究表明，葡萄柚精油對交感神經系統有刺激作用，給予葡萄柚精油的動物脂肪分解表現增加，體溫升高（產熱）和食物攝入量減少，令體重減輕。而美國研究人員於 2006 年在 Journal of Medicinal Food 上發表一項關於實際人群隨機對照研究發現，食用新鮮葡萄柚確實能導致體重減輕。進行 12 週研究後，參與者平均掉了 3.5 磅 (1.6 千克)，同時間，他們的胰島素抵抗能力也得到改善。

進食葡萄柚要注意是，人體的細胞色素 P450 腸道酶對分解藥物發揮著重要作用，而葡萄柚是可提高超過 85 種藥物的生物利用度，因此許多藥物亦會附帶警告說，服用時應避免飲用葡萄柚汁。然而，如果使用葡萄柚精油（而且採取吸入或塗抹而不是進食）可能就不會發生這種情況。不過安全起見，如果在服用建議要避免葡萄柚汁的藥物 — 就最好完全避免。

葡萄柚排毒瘦身果汁

材料：

- ½ 個葡萄柚榨汁
- 1 公升 pH 5 水
- 3 滴 Spearmint （綠薄荷）＊療癒級精油
- 3 滴滴 Tangerine （柑橘）＊療癒級精油
- 龍舌蘭糖漿增加味道

＊ Young Living Vitality 食用精油

　　如果喝完肚子有一點不適感，排便又不夠快的話，建議同時服用 Dr.Nutraceuticals 88 Billion Probiotic 益生菌及 Intestinal Movement 腸蠕動保健品。*（查詢電話：6826 0680）*

　　University of Hawaii（夏威夷大學）於 2007 年進行的一項研究發現，吃葡萄柚或會增加停經後婦女患乳腺癌之風險。由於葡萄柚含有一種叫做香豆素和呋喃香豆素的物質，除了可抑制細胞色素 P450 的腸道酶，還與體內雌激素的分解和代謝有關。研究人員發現，每天吃 1/4 或更多的葡萄柚與患乳腺癌的風險增加顯著相關。

　　然而，為反駁這項研究，University of North Carolina at Greensboro（北卡羅來納大學格林斯博羅分校）的研究人員進行的一項新的研究發現，葡萄柚中的一種黃烷酮（黃酮類化合物）柚素抑制了 MCF–7 乳腺癌細胞中的兩種乳腺癌細胞增殖途徑。柚皮素與雌激素與阻斷雌激素藥物 tamoxifen 聯合可有效地抑制腫瘤細胞的增殖和誘導細胞死亡。所以在這項研究中，葡萄柚的柚皮素對乳腺腫瘤有支援好轉作用，並且沒有使藥物失活。

068
鹽可以排毒？

可以。筆者選用愛生鹽，它的排毒功效分為生理和能量兩個層面。

這種鹽有時被稱為瀉鹽，它其實是硫酸鎂，鹽只是它形成的分子。鎂本身帶正電荷，而硫酸鹽具有負電荷，當這兩種元素在溶液中分開並在液體中分離時，就可發揮獨特的生物功能，為身體進行排毒。

由於愛生鹽中的鎂和硫酸鹽均可透過皮膚吸進體內，而硫已是硫酸鹽形式，不需要像其他形式的硫需要被轉化，所以在效用方面會更快更有效。有說硫酸鹽在體內的循環歷時可長達 9 小時，期間任何留在皮膚上的愛生鹽是可以繼續被吸收而且連續定時釋放及輸入血液中。同時間，愛生鹽提供豐富的鎂，對高血壓、煩躁、焦慮、肌肉抽搐或痙攣等症狀有改善作用。愛生鹽也被證實能有效減低腎上腺素以達到減壓效果，可以紓緩身體疼痛、便秘、減少倒刺、有助處理香港腳及其他真菌問題。用法如下：

1) 浸浴

先將幾湯匙鹽溶解在熱水中，浸泡約 20 － 30 分鐘。愛生鹽浸浴對大多數人來說會產生很平和的體驗，所以睡前浸一浸會睡得好。如家裡沒有浴缸，可於洗澡後用海綿，把一份鹽加進四份水逐少塗抹在身體上。用愛生鹽洗澡後或會有白色粉末遺留在皮膚上，令皮膚乾燥的人感到太癢太刺激。如果有這個情況，只需將其沖洗後塗上乳霜。

（註：如果喝了愛生鹽洗澡水，或會導致腹瀉或排出稀便，但不會影像健康）

2) 噴霧

　　混合一份鹽和一份水（如果鹽不溶解，就加入更多的水）放入噴霧瓶中。這個方法尤其對皮膚出現狀況（如過敏、出疹）或皮膚有排毒徵狀的人特別管用，因為可以隨身攜帶，密集式噴以改善情況。

3) 足浴

　　將一份鹽混合成兩份熱水（或更多以使鹽溶解）並泡腳 30 分鐘左右。

4) DIY 排毒磨砂鹽

材料：

愛生鹽 10 磅

有機椰子油 1 磅

療癒級精油 30ml（自選味道，建議也可以每次用的時候才隨量加約 6 滴）

做法：

　　在淋浴位置放一張小凳，把需要的磨砂鹽放在手裏，輕快地在全身磨擦及打圈，特別在關節位置、手腕位置、手肘、膝蓋多磨擦一下，也可以磨擦面部，然後洗澡。

　　以上做法可以加速循環系統運作 10-20 倍。排毒期間可以一週磨 3 次，額外效果或會成功減退皺紋。

　　在能量層面方面，鹽水是一種從遠古時代流傳下來的靈性清理療癒法。水是筆者身體中一個重要成分，而鹽則是一種以提取能量而聞名的礦物質。這兩者相結合後，據說能創造一種能清除負能量之力量。

用愛生鹽浸浴或磨砂洗澡用的水最好是過濾水。要知道，用氯化的普通水喉水淋浴 10 分鐘，等同喝了 10–20 杯含氯和氟化物的水，這樣又如何有效排毒呢？

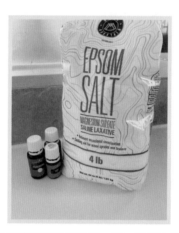

別以為隨便買包鹽就有排毒效果。這一款筆者用了近 10 年，是愛生鹽之中的 No.1。它以前是牛奶盒包裝的，近年轉了袋裝，對於心臟健康有狀況的人也有幫助

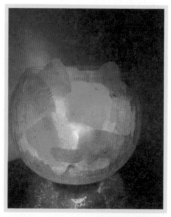

另一個用鹽來排毒的方法，就是擺放喜馬拉雅鹽燈，有助淨化環境，提升氣場

069
擦身排毒？

　　Dry Brushing（乾擦）不是什麼太新鮮太出奇的玩意，在外國一直流行。那些 Dry Brush，連筆者去到墨西哥和德國小鎮等地方也見銷情甚為理想。一直以為沖涼用的擦是濕用的，但原來乾用才是理想用法。

　　乾擦在身上（或面上）並非用來去死皮。真正目的是透過擦動而接觸到貼近皮層的器官和系統達至通淋巴和排毒效果，同時可以刺激器官運作。這樣擦可增加血液循環，一來加速體內垃圾毒素等排毒速度（但需配合喝大量開水）、改善橙皮紋、去水腫、疏通毛孔，以及刺激神經線、對幫助消化也有明顯效用，亦有助舒緩壓力。

　　但為什麼一定要乾擦呢？有說因為濕擦的話，會令皮膚會變粗糙，由於毛孔會擴大了又會把本來想擦走的表皮垃圾反堵塞進毛孔裡去了。

擦身排毒的技巧是要非常著重方向，重點是：

- 由身體下面往上隨著淋巴位置而擦
- 擦腳時手勢要拉長一點去掃，方向永遠是掃向心臟
- 接著由手掃上膊頭
- 然後由肚往上掃，到胃部位置轉反時針方向
- 到頸後面則向下掃

故意把動作形容為「掃」而不是「擦」是有原因的，因為筆者第一次做 Dry Brushing 時，就是有種要把自己「擦」乾淨的想法，嚴格來說，是把自己當成了一個鍋子那樣去「擦」，弄得非常痛且好不舒服。後來上網看視頻，才發現全部示範是用輕輕掃的手法，才學會當中竅門。

擦完之後，直接用熱水沖身。建議不要加任何沐浴用品，因為當毛孔已經完全打開，讓最多的氧氣吸進去就好。況且，很多人用的個人護理用品不是全天然，在這時候又毒素堵塞回皮膚的話令排毒徒勞無功呢！

筆者個人心得是於最後再用一小碟份量海鹽來輕輕進行磨砂以礦化皮膚，用冷水沖掉，抹乾身體後躺下來最少 1 小時，或者直接睡覺。

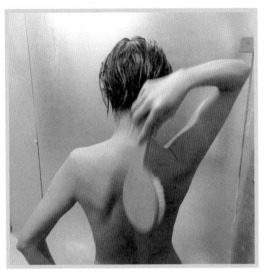

這是 2015 年的舊照片呢，還好身型多年來也沒走樣，哈哈。

看了很多文章，Dry Brush 大受歡迎主要因為通淋巴排毒和美膚。常聽到說要「通淋巴」，到底什麼時候才需要通呢？也許可以參考以下徵狀：

- 輕微頭痛
- 每天戴戒指的手指感覺好緊
- 早上起來感覺很繃緊、疲累
- 感覺自己腫腫的、摸到自己筋膜位置腫脹
- 皮膚乾癢、輕微出疹或暗瘡
- 抵抗力下降
- 偶爾便秘或肚瀉等

綜合以上便有機會是淋巴塞了。淋巴堵塞很大機會是來自於壓力，其次就是消化功能不平衡，或者飲食缺乏碘所致。

070
照遠紅外線燈排毒？

　　這是個增強免疫力的排毒好方法，當然不是隨便一支所謂遠紅外線燈便做到效果。

　　照燈的時候，體溫會上升超過正常體溫的 37°C，體溫過熱固然對身體做成危險，但被控制好的話則會為身體帶來好處。坊間很多魚目混珠的遠紅外線療程，其實都不是真的具有醫療效果，而且是會導致皮膚低溫燙傷的。

　　筆者試過由養生館到美容院及 Spa 等市面各種不同的遠紅外線療程後作出深入研究，最後找到一個在全球 20 多個國家醫院使用的遠紅外線治療儀器。這台儀器在日本廣泛應用，在不少醫院的特定護理病房（如腎病和心血管科病房）裡面更是添置足夠儀器，以供應每個床位一台使用，可見其醫療成效是被受認同的，於是便越洋訂購一台回來。這遠紅外線治療儀器最有別於坊間那些遠紅外線設備，它獨有的恆溫技術能保證安全地連續照射最少 40 分鐘（一般療程最多才 15-20 分鐘呢），能高效滲透產生療癒非熱效應。

於是找來不同客戶試照，目前臨床結果顯示對於迅速排毒、支援心血管健康、舒緩各種痛症、改善失眠、手術後各種修復、舒緩情緒及精神狀況、平衡腦部退化狀況等都有相當理想的效果。超過 80% 在照射 6 次療程後，徵狀有明顯改善甚至痊癒。當中亦曾出現過一個笑話，就是筆者讓中風之後右邊身沒感覺、手腳冰冷和行動不便的女朋友連續照射 120 分鐘，那天晚上她無法睡好，因為整晚感覺身體很「熱血沸騰」地在做運動似的，翌日所有用擠壓的倦意和繃緊都被通通釋放出來。縱使如此，好消息是證明療程真的有效，因為她感到右腿有感覺，而且身體也感到溫暖。

《The Fourth Treatment for Medical Refugees》 作者 Dr. Nobuhiro Yoshimuzi 在其著作裡面提到，糖尿病、甲狀腺亢奮、感染、癌症、敗血症、慢性壓力、毒癮等症狀，通常都會把人體整體體溫下降。而身體體溫只需下降 1 度，免疫功能就會減退 40%。換句話說。如果可以把體溫升 1 度的話，免疫功能或能提升 40% 了！

身體可以透過照遠紅外線產生 Heat Shock Proteins（熱休克蛋白，簡稱 HSP）。健康的 HSP 有效促進健康的線粒體功能，為身體帶來一連串的好處。因為線粒體是細胞的「能量發電廠」，HSP 有助去除舊的和磨損的線粒體，同時又能產生新的線粒體，有助預防疾病。

隨著年齡的增長，高溫對產生 HPS 的益處尤其重要。研究指，我們年齡越大，身體生產 HSP 的功能下降。由 University of Texas, San Antonio（德克薩斯大學聖安東尼奧分校）進行並刊登在 Journal of Geronthology 的一項體內研究發現，衰老導致合成某些 HSP 所需的免疫物質減少。在某些情況下，降幅更接近 40%。

照射具醫療效果的遠紅外線就是透過以上所說為身體進行排毒。2009 年在美國亞利桑那州坦佩市 Southwest College of Naturopathic Medicine（西南自然療法醫學院）進行的一項綜合研究發現，定期接受遠紅外線療法是安全的，還可以支援慢性病及環境引起的多種疾病。加拿大 University of British Columbia（英屬哥倫比亞大學）於 2009 年進行的薈萃分析研究了遠紅外線對心血管的益處，並發現可有利於血壓正常化和治療充血性心力衰竭、慢性疼痛、慢性疲勞綜合症，以及平衡膽固醇水平……等。

微波	紅外線	可見光	紫外線	X射線
		紅橙黃綠藍靛紫		
1000	0.75	0.4	0.2	

遠紅外線	中紅外線	近紅外線
1000	3	1.5	0.75

波長單位: μm(1微米=10⁻⁶米)

遠紅外線跟其他紅外線之間的區別是與使用的光波長度有關。
近紅外線是最短的波長（僅在可見光之外）並且可在皮膚表面
下吸收，以溫和而強大的排汗來進行排毒；遠紅外線則提供特
定最長的波長，有效地促進血液循環和釋放氧氣。

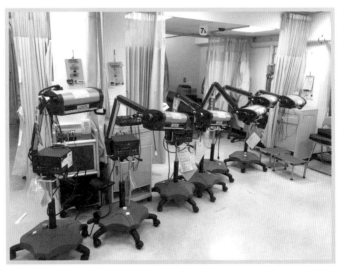

筆者選用的儀器是真正醫院用的醫療級別

071
黑牛角穴位排毒？

刮痧或者穴位推拿是筆者多年來大愛的排毒法。近幾年，則會定期做一個用黑牛角穴位排毒。刮痧板常見的有牛角、玉石和砭石。 3 種各有特色與功效：

	行氣活血	潤膚	清熱解讀	疏通經絡	皮膚增溫	活血化淤	消腫
牛角	✓		✓			✓	✓
玉石		✓	✓			✓	
砭石			✓	✓	✓		

用牛角進行刮痧實在普遍，接下來要介紹的有什麼不同呢？相信是整套古法手勢與配套吧！筆者 5 年透朋友介紹首次接觸這療程，且要特別安排從香港去廣州找隱世高手做。

由於早已對一切按摩推拿刮痧拔罐之類手療成癮，所以一試便知龍與鳳，而這個可謂一試難忘！它不單只是處理身體，就連情緒以致心靈層面也在排毒。能量之高，像去了一趟洗滌心靈的療程，除了充滿電的感覺，還有種釋懷與放下的舒暢。有些朋友在進行排毒期間，更淚流滿面。

這排毒服務的手勢不完全是刮痧 — 是有刮痧的動作卻沒有刮痧那種死力，再混入獨有的穴位推拿技巧。雖然沒有好用力，但如果身體有堵塞，一樣感覺痛苦或出現瘀青，亦聽說曾經有中毒太深或虛不受補的顧客做完有好轉反應包括頭暈、疲乏無力，甚至發燒。還有，這排毒服務的另一亮點，是要配合一個很強的排毒按摩霜才令瘦臉、瘦身效果做

到近乎「神奇」。完成後，香味遍佈全身猶如在保加利亞玫瑰園上滾動了半天， 更有過份地明顯的美白和去腫效果。而令筆者意外是，原來高人用的乳霜是 DIY 製造的「能量 Cream」！她說在替客人進行排毒療程時的確像有種能量存在，讓她準確地感應到哪個部位有狀況出現需要多加處理。難怪這個「能量 Cream」這麼有能量和功效，除了用上頻率很高的玫瑰精油外，是因為高人在一開始時已帶著幫人的善念來生產的。

有幸是隱世高手的愛徒現居香港，筆者成功請她替自己和朋友及客戶排毒，而無論瘦身、排毒、舒筋活絡各方面效果令人嘖嘖稱奇！

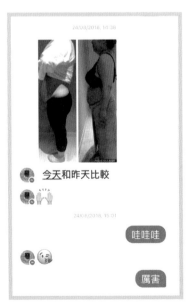

客戶傳來做完黑牛角穴位排毒瘦身的訊息，當然是完全沒有修圖，筆者看到效果也呆了

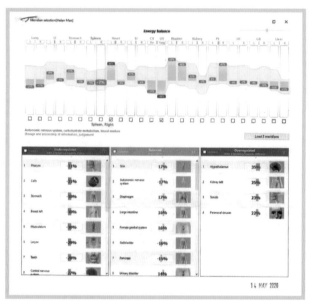

黑牛角穴位排毒瘦身前

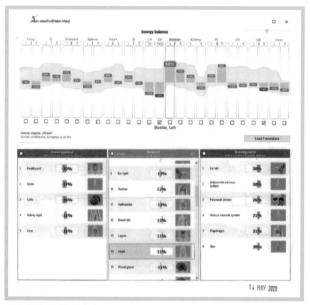

黑牛角穴位排毒瘦身後

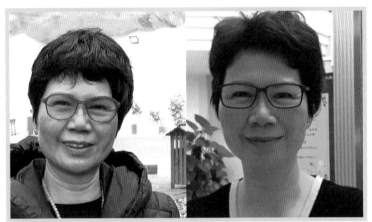

這是介紹筆者做這排毒療程朋友的媽媽，用黑牛角穴位排毒配合「能 cream」
3 個月後，由一個 Auntie 的狀態，蛻變成為一個姐姐，太厲害！
(查詢：6826 0680)

進行排毒之前會先用量子儀器簡單分析客人當日身體經絡及器
官失衡狀況，做完之後作出對比，會看到馬上有明顯改善。

黑牛角穴位排毒功效：

- 改善水腫
- 通經活絡
- 瘦身
- 舒緩經期前後不適
- 前列腺保健
- 紓解淋巴結節
- 改善虛寒體質
- 釋放／平衡情緒

072
打完針，要排毒？

　　筆者對打針的觀點，已在本書第 3 章裡面探討了，要接種與否純屬個人選擇。然而筆者發現，在各種防疫措施政策之下，原來有很多人都是為了上班，為了出街，為了生計而無可奈何做出一個不多情願的選擇。信奉自然療法、另類療法，或者是想遠離打針食藥的一群，最關注是在打針之後如何排走不想留在身體的物質？

　　以新冠疫苗為例，筆者通過不同臨床測試發現不同品牌的疫苗，對身體影響各有不同，而排走毒素的時間亦有分別。如果有心排毒，必須要在打針前已經做好準備，確保身體排毒器官已進行清理，否則接種後有機會出現不堪負荷的情況；另外也需要在循環系統方面下點功夫，只要身體代謝功能和循環夠順暢，配合清簡健康飲食和大量乾淨的飲用水，已幫到一下。

　　德國量子醫學科技在疫苗推出後，也趕緊製造相關生物共振能量的試劑。有關原理，可參考本書第 82 問《量子頻率排毒？》。如果想以 最簡單的解釋明白，不妨看看陳奕迅在 2012 年參加台灣《快樂大本營》的一個節目單元片段。當時陳奕迅拿起杯子用手指彈了彈，記住了玻璃杯的聲音頻率便拿起麥克風，唱起《愛是懷疑》的副歌「Because 愛……」後拉高音，唱了 3 秒杯子就應聲破裂。當中運用的原理是當聲音頻率與 玻璃杯頻率吻合，聲音會與玻璃產生共震，當震動大到一定程度玻璃就 會碎裂，而這個簡單的物理原理，也跟利用量子生物共震來排毒

同出一徹。經過精密研發的試劑因為有針對某種毒素的特定頻率，一旦觸
碰到 體內毒素相應的頻率，毒素便會產生碎裂，再通過服用排毒補充品、
飲 水、加強循環系統運作等配合，將毒素排出體外。而注射不同的品牌，
進行排毒的次數是有頗大差別的啊！

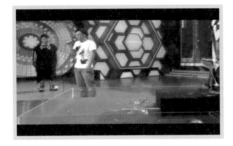

https://youtu.be/ASgHn3vKBH0

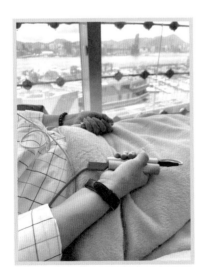

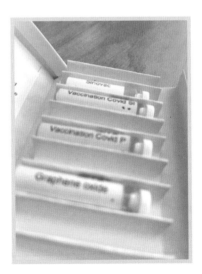

073
精油之父 Gary Young
排毒餐單？

說到精油，怎可能不提已故的新一代精油運動之父，Young Living 療癒級精油創辦人 D. Gary Young。他於 20 多年前設計了一個 Vital Life Juice（活力排毒果汁）建議有退化性疾病的人士飲用，筆者看完成份的配搭後認為也非常適合進行排毒人士飲用。

材料：
- 3 oz　　甜菜汁
- 1 oz　　西芹汁
- 1 oz　　胡蘿蔔汁
- ⅓ oz　　白蘿蔔汁
- ⅓ oz　　馬鈴薯汁（可選擇加或不加，但肝臟出現頑症的要加）
- ⅛ oz　　薑汁

做法：
- 把所有材料準備並放入榨汁機（注意：不是攪拌機）
- 混合在一起

飲法：
- 每 2-3 小時喝 ¼- ½ 杯
  可配合檸檬水食療 (*請參閱本書第 63 問《經典檸檬水排毒？》*)

飲用活力排毒果汁 1 天時間表參考：

7 am	喝 10 oz 檸檬水食療配方
8 am	吃混入椰子奶的藜麥和天然燕麥
9–10 am	喝活力排毒果汁，2 勺子 Power Meal* 喝 1 湯匙 JuvaPower*
11 am	喝 10 oz 檸檬水食療配方
12 noon	午餐可吃沙拉 (不要用醬料，可加入 1 湯匙 JuvaPower*)，同時喝檸檬水食療的配方；
1 pm	喝 10 oz 檸檬水食療配方
2 pm	喝活力排毒果汁
3 pm	喝 PowerMeal* 和 NingXia Red* （寧夏紅）
4 pm	喝活力排毒果汁
6 pm	晚餐可吃沙拉 (不要用醬料，可加入 1 湯匙 JuvaPower*)，白印度香米混入椰子奶； 2 粒 Allerzyme* 保健品
7 pm	喝 10 oz 檸檬水食療配方
8 pm	喝活力排毒果汁
9 pm	吃 2 顆 JuvaTone*，2 顆 Detoxzyme*，1 組 Essentialzymes-4*，1 顆 JuvaCleanse* 和喝 10 oz 檸檬水食療的配方

如有需要，請在服用此餐單前諮詢專業醫療人員

* Young Living 產品名稱

074
濾水器 VS 還原水機 VS 氫水機？

濾水器的主要功能是將一般自來水中的雜質、氯氣與有限度的細菌過濾，如果做到符合國際標準的話，便是安全的飲用水。但說到過濾更微細的細菌、還有在本書多次提過的重金屬和農藥，則未必有最理想的排毒功能。

筆者於 9 年前開始研究並使用電解水（或稱還原水）機，價格雖然比一般濾水器貴，但由於平均可用 6-8 年，加上功能上對保持健康有幫助，是一個值得投資的家用電器。

還記得當年花了好幾個月把市面幾個品牌 (Panasonic、三禾、Nexus、Kangen Enagic) 還有一個韓國品牌作比較，最後想了良久才買了那個日本科技韓國製造的品牌，亦介紹了給很多讀者。可惜，後來該品牌的營運操守實在不敢恭維！到搬家時筆者轉換另一部很類似，亦是日本科技韓國製造的，至今非常滿意。

決定買一部水機，首先看價錢。Panasonic，Nexus 分別有低於港幣＄10000 元的型號來吸引買家，但功能相對很有限。筆者比較喜歡有螢幕顯示 pH 值的設計，清晰知道不同水質發揮的不同功效。例如一般人平時喝 pH 8.5 就可以，但食肉獸和飲食不檢點的喝 pH 9.5 來排酸較佳；做飯洗菜時要用 pH 10 讓味道更鮮味好吃；洗臉護膚用 pH 5.5 令皮膚白滑；有傷口或者皮膚消炎用 pH 3.5 來消毒殺菌；甚至栽種盆栽的水也可以隨著 pH 值而有不同效果。但設備完善的水機價錢全部過港幣＄20000，最貴是三禾，超過港幣＄35000。現在筆者買那部論技術和功能根本就跟三禾拍齊，才港幣＄18500，嘻嘻！*（查詢電話：6826 0680）*

做了價格預算後，就看看水機「心臟」是否物有所值。所謂「心臟」，是水機的電解板。首了物料和面積的資料。以上提及過的品牌也是用鍍白金電解板的，但是選用哪種白金呢？有幾層電解板呢？一般消費者可能不懂分辨。貴價水機一般有 7 層，便宜的一般 5 層。所謂一分錢一分貨，據了解，電解板質素跟價格也成正比，便宜那些壽命一般最多兩年，但貴的可去到 8 年。

電解板面積方面，Panasonic 便宜那部約 50mm 平方；Enagic 和 Nexus 約 128mm 平方，三禾和筆者選用的約130 – 132 mm 平方。電解板大小會影響水質。

至於處理酸鹼值功能，是比較容易混淆的一點。在筆者而言，花了錢就是想買方便，一勞永逸不用煩。但意外的是，市面如 Panasonic，Enagic，和 Nexus 的水機也不是可長時間製做強酸水或強鹼水的。換句話說，錢花了很多，卻要自己定時加添加劑或加鹽去處理才可喝到鹼性水呢！

　　最後，具備自動清洗電解板功能也很重要。花了錢是想方便，然而很多品牌也沒有這功能，需要自己買檸檬酸定期作 24 小時清洗。筆者比較懶惰，所以只會選擇具備自動清洗功能的，還要有語音提示通知才夠安心。

　　而近年興起了氫水杯，用上吸睛的推廣標語：減肥、促進脂肪代謝、消除人體細胞內過剩的自由基、具消炎效果等字句，然而筆者對氫水杯或氫水機，則仍需時間去體驗、了解和研究。

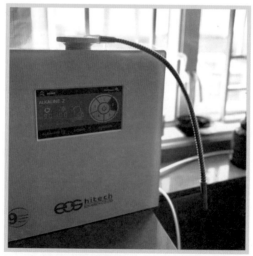

筆者首選的還原水機

客觀地了解氫水杯的原理。其實是給水電能之後，水分子在陽極產生氧氣，在陰極產生氫氣，所以構造上僅僅是在杯底加裝一個電極，利用電池或 USB 供電，僅此而已。初步理解，這種氫水杯目前是或有科技上的缺陷，例如：

- 純水（如蒸餾水）幾乎是不導電，所以一般氫杯是利用自來水做為水源。然而自來水含氯，當水電解時，有機會結合成氯氣 (CI2)
- 氯氣屬於強氧化性，具有毒性。另外少量氯氣溶於水中會發生化學反應產生次氯酸 (HCIO)，一種常見的消毒劑
- 除氯氣外，電解水製氫的過程中，陽極處的水部分有可能失去電子轉變為臭氧，同樣對人體健康產生不良影響。

　　以筆者所知，要解決以上問題需要另外的產氫技術，因此，能夠把高純度氫氣直接打入水裡面的氫水機才會是追求健康的選擇了。

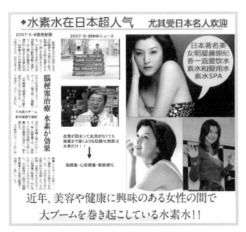

近年興起聲稱有健康療效的氫水，在日本叫水素水，是由藤原紀香帶起潮流的

075
如何安全地去除及防止
家居發霉？

在認真研究自然療法前，筆者跟普羅大眾一樣，都是用漂白水去把家居那些黑色一點點密集的黴（霉）菌清理。後來當然知道原來並沒有徹底處理問題，霉菌會重新滋生外，原來還在自製環境毒素，令呼吸有害。

偶然下認識「光觸媒」噴塗科技之後，這幾年都有採用。當年因為家裡有兩隻雄性沒絕育的貓經常撒尿而導致一屋尿味於是找專業人士來幫忙，但該負責人真正做的卻遠遠超出了除臭服務，因為「光觸媒」可以做到的還有去霉、防霉、殺菌、抗病毒、去甲醛 …… 等。

傳統的「光觸媒」的淨化原理是把原料通過高壓噴槍用人手進行噴塗，在陽光及燈光照射下發揮催化作用，把空氣中有毒物質變為水及二氧化碳等無害物質，隨空氣流動排出室外。而最新的「無光觸媒」甚至在室溫下就能發揮淨化功效。

噴塗過程包括 4 個步驟：

吸附
氣味及有害氣體

▼

分解
甲醛及揮化性有機化合物（VOC）

▼

殺菌
殺滅細菌霉菌及長效抗菌

▼

保固
使塗層堅固耐磨

自從疫情爆發後，無論住宅還是商戶都紛紛焦急地做各種殺菌工程，而光觸媒亦開始被廣泛應用，甚至濫用成為一個卓頭。畢竟，用上一個聽都未聽過的科技來對付一個全新病毒是多麼的合情合理。在日本要進行此項工程，技師必需考獲相關認真才可施工，但香港因沒有監管，導致這種服務得質素參差也令混水摸魚想發疫情財的人有機可乘，大家可聘用筆者認識的日本光觸媒體達人，才可以用得其所。*（查詢電話：9314 6605）*

076
如何令呼吸無害？

空氣淨化機是家居辦或公室必備。但如何選擇呢？

一般要注意：

1) 用什麼過濾網 / 濾芯？

通常有 5 種：

HEPA

是醫護級推介，可吸到空氣中約 97.9% 微粒子，淨化到 0.3microns（微米）亦即大部分動物或人體皮屑、黴菌、花粉、塵蟎、細菌、某些病毒。

ULTRA HEPA

功能比 HEPA 多一倍，淨化到 0.03microns（微米），除了 HEPA 也能夠淨化的物質，還可以淨化到煙霧和陰霾毒素、氣體、甲醛、部分 VOC 揮發性物質。

碳

是比較便宜的選擇，通常在淨化機裡面有一層薄薄的碳，因此主要功能是除臭。

活性碳

可以淨化空氣中微粒和做到除臭功效。不過對於淨化空氣中懸浮的化學物或 VOC 揮發性物質等有不同限度。

電

利用正負極原理來進行淨化功能，就是平時用的離子機。

不過塵蟎和細菌都被吸附在濾網上，需要定時清洗或更換外，同時因為病菌只是被吸附而沒有被消滅，更換時會把積聚的塵蟎及病菌等再次釋放到空氣中。

2) CADR 傳送清新空氣的速率

市面一般的數值大概在 310 左右。數值越高，當然代表可以淨化空氣中不同的懸浮粒子或毒素的功能越大。

3) 聲浪

有一些淨化機啟動時製造比較大的聲浪，令人感到煩擾。

4) 換過濾網 / 濾芯價錢

這一點也要在購買時問清楚，例如比較有名的 IQ Air，換過濾網 / 濾芯價錢也相對昂貴。

Covid 肆虐期間，為防止病毒在空氣擴散，全民提高了空氣淨化的警覺性。當市面琳瑯滿目大大小小的空氣淨化機品牌都稱自己的功能宇宙最強時，筆者偏偏選擇了一般市民不認識，但卻是很多大機構，就連騰訊都採用的秘密武器 – 一款利用光量子專利，主動出擊 20 秒便有效殲滅 99.9% 致病細菌的專業空氣淨化儀。

認識這台在加拿大研發的儀器，因為是一致致力環保的朋友有份生產的，所以信心而吸引筆者，正是「光量子」科技！太技術性的就不說了，最簡單的解釋，這是市場上唯一可以做到主動出擊捕捉病毒細菌作出消毒的科技，而這個賣點真的也是太吸引了！之後再比較不同的科技之下，就更不用多說：

空氣淨化科技比較

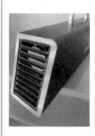

光量子
高效全方位主動在空氣與物體中追蹤捕捉病菌

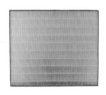

HEPA 過濾網
一般 0.3 微米或以上，不能有效過濾細小的病菌

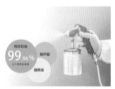

光觸媒
近距離才有效

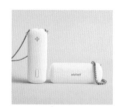

負離子
只能吧空氣中懸浮微粒、細菌及病毒，依附後沈澱到物品或地上，無法殺死病毒細菌

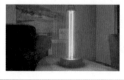

紫外線
在半徑 1 米範圍內才有效

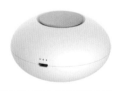

臭氧
手美國安全標準限制，濃度過低就沒有效用

如果真的要用科學角度來分析，在量子光學過程中物質收到光波照射後，光子撞擊組成物質的瘋子，產生具有高能量的不穩定狀態和激發態，並與其他份子發生反應，導致物質結構和組成的變化，大大提高淨化空氣效果。光量子科技能令空氣中之微細粒子被釋放出光電子充電，附在相反電荷的表面上，隨著被氣流帶走，這帶電的塵和其他個體可除去細如 0.001 micron（微米）的粒子。每次電子釋放能產生多種電離作用（離子化），例如在光電效應上，光子只進行一個相互作用，最終電子及其衍生物達致億計的電離作用，就有效除去空氣和表面之污染物了，而其淨化速度較其他方法更快 200-2000 倍！在相同環境下，用臭氣來清楚表面的生物質污染時，大概需要 10 小時，用紫外光照射則需要 1 小時，若將臭氣和紫外光照射同時使用，就只需要 1 分半鐘，但當採用這光量子淨化技術所產生的光量子體時，僅需 20 秒就可清潔同樣的表面！雖然不懂這門科學只能用 common sense 作出選擇，不過看到以上數據，都叫了一聲 WOW! 價格雖然屬於中上，不過還是值得買來在疫情中自求多福。 *（查詢：9314 6605）*

　　最後筆者有便攜款式，到家用極高效能款式都買齊，放在家裡，確保家務助理姐姐和寶貝毛孩子們安全！So far 介紹了數百位讀者朋友買，暫時一面倒的讚啊！

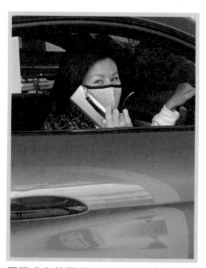

便攜式有效覆蓋 50 尺範圍，用在車廂和隨身在餐廳或有需要時使用。那個時候我一到社區中心做新冠檢測，一定機不離手。現在做 Facial 等美容項目，都一定會放在胸前

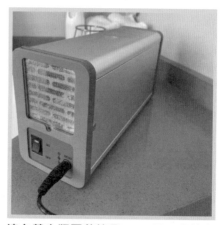

這台基本版覆蓋範圍 200 尺，我放在洗手間，除臭功能非常好，尤其筆者家裡貓砂盤的味道！

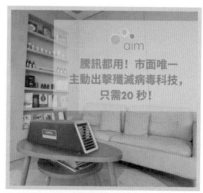

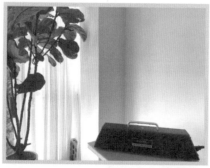

這一台是家用版本最重型，覆蓋範圍 1000 尺（本來買了一款是 覆蓋 500 尺的後來我還是換了這款）！比起幾千蚊，每年用數百元換燈一次的其他款色，這個確是會昂貴一點，但是買個安心是非常重要！

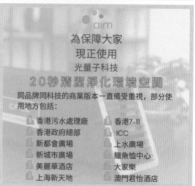

077
排毒要向 X 光說不？

比較容易說不的 X 光，是機場的 X 光掃描器。

雖然機場的工作人員、研究調查（也必須留意是誰資助那些研究）和各大政府會告訴你機場 X 光掃瞄器是「安全」的，每次掃描只有少於 10 microREMs（微侖琴）的輻射，是在高空中飛航的飛機 2-3 分鐘已有的份量云云。但集中的輻射比隨機的電離輻射對身體造成的傷害大得多，有說這些 X 光 就像台巨型微波爐於細胞層面進行毒害，亦有被質疑本來用來醫治皮膚癌的科技，對細胞怎會沒影響等之說。

筆者以前是「空中飛人」一族，新冠疫情爆發前每年坐飛機的次數遠遠比坐任何交通工具多出幾十倍。而每次去到安檢時，先會小心選擇排哪一條隊，如果有只用金屬探測器的，就必然會選擇。萬一只有大型 X 光掃描器，在避無可避的情況下，就得禮貌地跟工作人員說：「I want to OPT-OUT and do a PAT DOWN instead, please！」（譯作：「筆者選擇不做 X 光掃描，請替筆者做傳統搜身」）

上網查閱過不同國家的交通安全管理局，除了澳洲是不讓旅客有選擇權且必須進行 X 光掃描外，大部分國家也可任旅客選擇的。英國機場的人員也有權硬性要求，如果真的要執行，連孕婦也沒法豁免。

如果選擇不進行 X 光掃描，工作人員有機會覺得你增加了他們已經很沈重的工作量會給你一副不爽的嘴臉，所以請確保要準備充裕的時間，萬一被刻意拖延時間的話也可準時登機。

有人會問：「真的有這個需要嗎？」被笑吹毛求疵也好，但可以反問自己：「為啥明明可以避免暴露於輻射等有害物質而不去多做一步呢？」要知道，沒有任何劑量的輻射叫「好少」。試問這麼多年來，全世界各地政府本來說是「安全」的一切，有幾多最後被揭發是有問題的呢？

筆者閱讀過一篇 CNN 的報導，該報導的記者曾訪問不同名醫對使用機場 X 光掃描器的看法以及他們會如何選擇。雖然正反各佔一半，但其中一個向機場 X 光掃描器說不的，居然是美國癌症協會醫療總管 Dr. Otis Brawley。而他的理由是：「擔心機器是否經過校準和檢查」。

其他幾位名醫說不的理由是：

「實際上沒有絕對安全的輻射劑量。」

「每次暴露與輻射都是附加的，當有其他方法就不需要為自己增加任何額外的輻射。」

「每次暴露於輻射會增加你一生中所獲得的累積總量 …… 癌症風險與這個數字相關，因此沒有任何劑量的輻射是太小而不重要。」

「如果用搜身所需的兩分鐘來避免一點輻射，那麼我都會做。」

078
如何辨認健康便便？

筆者問客戶最多的問題之一，是「便便如何？」而十居其九都回是：「OK 啊！」但他們的所謂「OK」，不過是一日上到一次，甚至是兩日才一次。其實以一天吃三餐計，如果 24 小時內沒有上到起碼兩次廁所的話已經叫便秘。試想想，如果隔日甚至隔幾日才上廁所就等同把累積十幾餐正在腐爛發臭的垃圾留在腸道，那怎麼可能叫「OK」呢？

要上到廁所，頭三位因素有：

1) 腸道好菌壞菌生態比例 − 便秘者腸道壞菌很多，分泌的毒素會破壞腸道黏膜並影響蠕動機能，所以增加腸道「好菌」是必須的。而「乳酸菌」屬常見的好菌，換句話說，益生菌主要功能就是「種菌」。然而，根據臨床上的統計和調查，只使用益生菌解決排便的有效比例不到 2 成。

2) 不良生活習慣、服藥、壓力、年紀等令腸道處於擴張狀態，容易造成腸道阻塞、蠕動功能退減及緩慢。因此，吃益生菌前，可先考慮提升蠕動力和排便規律性。以筆者經驗，腸道蠕動力是可以被訓練的。要測試腸蠕動力可吃金菇菜、帶皮番茄等纖維不容易被腸道消化的蔬菜，如果在便便能夠跟你明天相見，表示腸蠕動功能不錯；但過了 24 小時仍是「失蹤人口」的話，就代表腸道蠕動力過慢了。

3) 纖維攝取量 − 糞便的體積主要由膳食纖維構成，每天建議量為 25~35g，但營養調查發現香港人每天只攝取 16.7g。若要額外補充膳食纖維，注意不宜吃太過粗糙的以免刮傷腸胃，最好的比例是水溶性膳食纖維：非水溶性膳食纖維＝ 2：1。記得一定要多喝水，否則水份不夠時便秘會更嚴重。

要留意便便形狀和質感才可以辨識是否健康的便便：

黃色便便

- 吃了黃色食物如：蕃薯、胡蘿蔔、黃薑、黃色色素或服用某些藥物等
- 便便突然變黃，是由 Giardia lamblia 寄生蟲導致的腸道感染，亦會肚瀉
- 有過多油脂在便便所致，有可能是胰臟、肝臟、膽臟出現狀況

綠色便便

- 吃多了如菠菜、羽衣甘藍等深綠色蔬菜；鐵質補充劑或服用某些含色素食物
- 腸道出現狀況或食物中毒
- 孕婦懷孕期間某階段或會排綠色便便

黑色便便

- 吃了含有鐵質或含 Bismuth subsalicylate（柳酸氧鉍）補充劑
- 可能內出血，潰瘍或者是癌症

淺色、白色、黏土色便便

- 有機會膽管出現阻塞狀況

紅色便便

- 吃多了紅色食物如：紅菜頭
- 可能是癌症

很快沈下去便便

- 吸收不夠液體和纖維所致
- 一般比較深色因為逗留在腸道太久

浮便便

- 吃多了有氣食物如飲用有氣飲料，或吃多了糖份食物，導致便便裡面較多氣
- 這樣可能代表體內吸收不夠脂肪

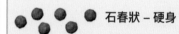
石春狀 – 硬身

不夠水份，不夠纖維，壓力大，不夠鎂，甲狀問題

腸仔狀 – 粗身，多塊組成，乾

不夠水份，不夠纖維，不夠脂肪，不夠鎂

裂縫腸仔狀 – 實

沒問題

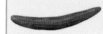
蛇 / 香蕉狀 – 滑，軟身

沒問題

小團狀 – 成形，軟身

不夠纖維，腸道不夠益菌

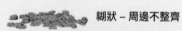
糊狀 – 周邊不整齊

腸道發炎，腸漏症或吃刺激食物（如：穀物，籽類、豆類、麩質食物、酒精）

液體狀 – 爛

腸道嚴重發炎

079
排便有姿勢更實際？

德國微生物學家 Giulia Enders（朱利亞·恩德斯）稱，西方國家的人一直以錯誤的方式排便，因為我們應該是蹲著排而不是坐在馬桶上排。她解釋，坐著排的姿勢會延長排便過程，也是痔瘡和憩室炎等痛苦的腸道疾病在西方國家更為常見的原因。另外，坐著排便亦會擠壓腸道組織，當坐下或站起來時，腸道的閉合機構並不是完全打開的，就像一根彎曲了的軟管。

要排便通暢，姿勢也可以很講究。可是，筆者一向不懂用踎廁，而且每次用完都有雞手鴨腳的感覺，更曾經在日本郊區的踎廁把口袋裡的手機整個就掉進去了！當然，大便這件事那麼私人，關門後要擺個什麼姿勢請隨便，最簡單做法就是在馬桶座上蹲下來。然而筆者選擇買了張排便專用的小凳子，便便時依舊是坐在馬桶上，但雙腳踏高後身體向前傾斜令姿勢成半蹲以達到效果。這樣坐，膝蓋在臀部上方抬起，大腿和上身之間呈 35 度角，模擬深蹲角度，與典型坐姿相比，這角度據說可放鬆恥骨直腸肌（結腸周圍的緊張肌肉），使肛門直腸角（直腸與肛管之間的角度）伸直，上身的重量壓在大腿上並自然地壓迫結腸，腸道便容易完全排空了。

這個做法，對便秘或感覺腸道沒有被排空的人來說，特別有幫助。

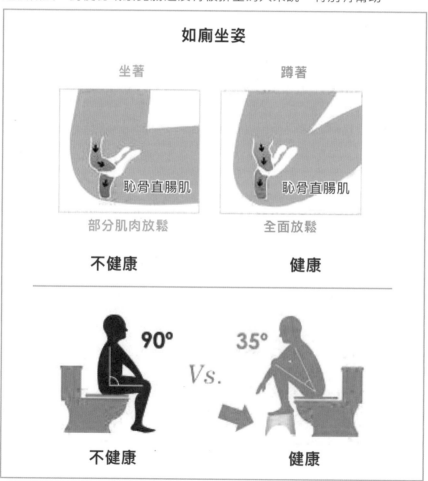

如廁坐姿

坐著   蹲著

恥骨直腸肌   恥骨直腸肌

部分肌肉放鬆   全面放鬆

不健康   **健康**

90°   Vs.   35°

不健康   **健康**

080
最強排毒蘋果膠？

2017 年夏天，朋友放下了一盒叫「ProPectin 蘋果膠」的東西托筆者用量子儀器進行產品測試，大概 4 個月之後才心血來潮才去做。但這一試，改變了許多人的命運。

量子分析顯示產品無論在生理、物理、能量層面，存在很多好強的排毒功能。而極震撼的是，在量子層面的 Information Field（訊息場）分析所見，還滿載著「Divine Love」（上天的愛）。筆者於是主動要求約見香港地區負責人 Judy，我被她慈悲的氣場吸引外，更得知她本身是一名資深製衣商人，曾經有腦退化徵狀而透過一家直銷公司購買該蘋果膠自用後身體狀況大大提升，無奈種種原因導致香港再沒得賣，她才自行聯絡總公司把產品再次引入香港。換句話說，她並不是單純為了賺錢而去半途出家發展蘋果膠事業的。 筆者在短短一個月安排了過千個家庭試吃，從而獲得了足夠的臨床數據和服用後的相關資訊，加上 Judy 亦有提供產品內部使用的醫學試驗及研究報告，於是加快了筆者對蘋果膠效益的分析與結論。

在本章節之前已數次提及重金屬是無處不在，而排重金屬是要靠螯合作用的方法進行才行。傳統做法是打點滴或服用一些很難吃的補充劑，但這個味道似蘋果飲品的蘋果膠，論味道及論成效，目前在市場可說是沒有競爭對手的。筆者用蘋果膠配合其它方法去全方位排除體內重金屬、平衡炎症和提升排毒器官健康，成功協助了過百名被標籤患有各種學習障礙的 SEN 小孩，而對有糖尿、三高及其他退化症狀人士，效果也非常正面。

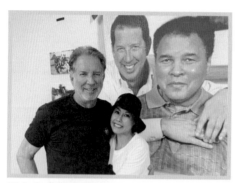

筆者自費飛到保加利亞去了解 ProPectin 生產過程，很榮幸得拳王阿里生前的最佳拍檔，大慈善家 Yank Barry 親自招待，亦解開了這款蘋果膠跟坊間那麼不同的謎底

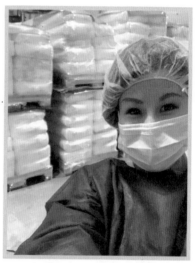

廠房設計簡單，專利生產秘技能夠在 1 條運作 8 小時的生產線，生產 614,440 包 3 克的蘋果膠，實在太不可思議……

　　2018 年筆者自費飛往保加利亞參觀廠房，才把量子測試得出「上天的愛」之謎底解開。原來創辦人 Yank Barry 曾 3 度被提名諾貝爾和平獎，亦獲不同國家頒發和平獎及慈善家獎、也是拳王阿里生前好朋友好拍檔，他們一起成立基金會拯救了一億個饑荒下的兒童，更掏錢出來協助敘利亞難民。他是一位知名流行曲作家和搖滾歌手，亦是一位大慈善家，難怪這個蘋果膠擁有那麼高的頻率！

　　及後筆者亦曾到美國亞里桑拿州拜訪一位當年切爾諾貝核輻射事故的倖存者－現職醫生和作家的 Katrine Volynsky。筆者能親自聽一個曾被核輻射嚴重影響身體的真實個案分享實在難能可貴。Katrine 說她 22 歲前都會因為內出血而經常進出醫院，甚至經歷過垂死邊緣，幾乎什麼藥物都試過了，但健康情況依然每況愈下。那時候，在俄羅斯已經有用特定的蘋果膠來協助清理體內重金屬和輻射，她配合斷食情況便開始好

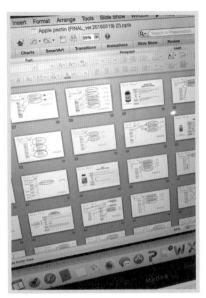

幾年前，花了幾個月時間進行了一個浩大工程，買了市面上 14 款蘋果膠並作出量子分析的比試，大部分果膠的頻率都只是協助腸道消化功能而已

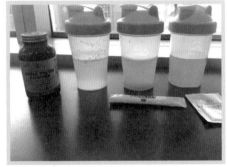

現場測試幾款，ProPectin(最右) 是 100%水溶

起來，因此她絕對認同蘋果膠的效用，並一直有為此進行研究，直到遇上筆者吃的那款蘋果膠更是如獲至寶。Katrine 和 Yank 在日本福島核事故後更帶同該 ProPectin 蘋果膠到當地進行「救災」，逗留核指數嚴重超標的地方長達 3 個月之久，他們天天必須服用相當多份量的蘋果膠，而離開日本回國後進行重金屬和身體檢測結果顯示，健康指數竟然不跌反升，這已經是對產品成效最有力的見證。

最後，筆者曾把市面買到的 14 款蘋果膠進行測試和量子分析，發現大多數的蘋果膠都不過是有助提升消化功能而已。而在新冠肺炎疫情期間，不少健康產品都大發「疫情財」之際，縱使筆者一直服用的蘋果膠品牌，有聘請專人進行產品與新冠肺炎對人體影響的醫學研究，而且結果也相當正面，但品牌卻沒利用這些報告結果作招徠來去發疫情財，值得欣賞。

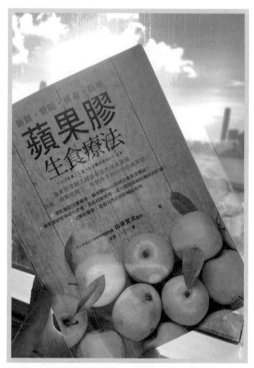

想多了解蘋果膠療法，建議可以閱讀這本由
前日本富山大學醫學院副院長田澤賢次意識
的著作《蘋果膠生食療法》就會更明白這療
法的力量了

　　排毒，是從心和從念開始做起的，這也是筆者非常欣賞這蘋果膠品
牌的原因。唯一缺點是價格比較高，一盒 30 包售價一千多港幣但物有
所值。然而要身體健康並不能靠單一補充品便可全方位做到，這的確增
加了購買健康產品的預算，所以健康補充品的餐單有需要進行策略性構
思。一般來說，進行初次排毒的首三個月，主力用蘋果膠再配合身體所
需 1–2 種補充品 (通常益生菌是其一)，之後把焦點重新放在其他維生
素及微量元素，一年最少數次密集式的果膠排毒，從經濟角度看可能更
容易被接受。

比較類別	蘋果果膠換食	斷食（辟穀）	蔬果汁斷食	蔬果汁斷食
定義	在預定時間內以柏沛樂蘋果果膠作代餐換食，過程中不吃任何食物和飲料。	斷食過程中不進食任何食物和飲料只可以喝清水。	斷食過程中只限制飲用蔬菜汁、果汁和水。	間歇性斷食間歇性斷食限制一個指定的斷食時間其餘兩餐自由選擇。
總結	納米技術的柏沛樂蘋果膠，能被人體完全吸收，在體內進行螯合作用，可排出體內輻射及重金屬，以柏沛樂蘋果膠作代餐換食，促進細胞自動修復加速體內排毒提高機能代謝，體質全面提升。	選擇不適合自己的斷食，例如斷食（辟穀）和果汁斷食，可能會適得其反。即使斷食（辟穀）可以令體重明顯減輕，但考慮沒有能量攝取，容易出現飢餓感，令情緒低落，並影響工作表現。最重要的是，由於有些人在極端的斷食過程中無法忍受飢餓，容易半途而廢，甚至大多數人在斷食過後，可能會吃得比平時更多。 有些人用果汁斷食，由於過程中只限制飲用蔬菜汁、果汁和水，導致糖份快速釋放到血液中，對患有慢性病人如糖尿病等構成風險。		
明顯減重	✓	✓	無法量度（取決於蔬菜汁、果汁選項）	無法量度（取決於膳食選擇）
血糖問題	糖緩慢釋放到血液中	可能出現低血糖症狀	糖份快速釋放到血液中（可能對患有慢性病人如糖尿病等構成風險）	取決於膳食選擇
降低慢性病風險	✓	✓	無法量度（可能會增加如糖尿病、癌症等疾病的風險。亦有機會能降低某些疾病的風險）	✓（取決於膳食選擇）
促進腸道菌群生長	✓	X	✓	（取決於膳食選擇）
通過血液排毒	✓（e.g 螯合重金屬，輻射）	X	X	X
通過脂肪代謝排毒	✓	✓	✓	✓
通過腸道排毒	✓	X	✓	X
改善血糖	✓	✓	無法量度（取決於蔬菜汁、果汁選項）	無法量度（取決於蔬菜汁、果汁選項）
改善血脂/血壓	✓	✓	✓	（取決於膳食選擇）
改善新陳代謝	✓	✓	✓	✓
消炎功效	✓	X	無法量度（取決於蔬菜汁、果汁選項）	無法量度（取決於膳食選擇）
飽腹感	✓	X（容易感覺飢餓）	✓	✓
成功率	輕鬆成功	容易失敗（大多數人在斷食後，可能會吃得比平時更多，或者由於無法忍受的飢餓經歷，有些人可能會半途放棄）	輕鬆成功	輕鬆成功
纖維含量	高水溶性纖維	沒有	低纖維（取決於蔬菜汁、果汁選項）	取決於膳食選擇
吸收率	快速（納米技術）	沒有	中等速度（流質飲食）	取決於膳食選擇
糖含量	低升糖	沒有	高升糖（取決於蔬菜汁、果汁選項）	取決於膳食選擇
熱量攝入	低熱量攝入	無熱量攝入	無法量度（取決於蔬菜汁、果汁選項）	無法量度（取決於膳食選擇）

081
量子頻率排毒？

本書經常提到「量子頻率」，到底它是什麼？為什麼可以幫助身體排毒和健康起來？

Quantum Medicine(量子醫學) 亦可稱作能量醫學、生物能信息醫學、功能醫學、預防醫學 …… 等，屬於另類療法，是一種輔助醫學。

早在1905年，愛因斯坦提出著名的質能方程式 $E=mc^2$(E 代表能量，m 代表質量 (物質)，而 c 代表光速)，說明了「有形的物質就是無形的能量」。也就是說，有形的物質和無形的能量其實是同一個東西，所有有形的外在物質是由一種無形的內在能量組成的。

振動頻率高的成為無形物質：如人的思想、感覺和意識；振動頻率低的成為有形物質，就是肉眼看得見的一切。當一個事物常數不變的情況下，振動頻率越高，它的能量越強。不管有形或無形皆是不斷振動的能量，分別在於振動頻率不同而產生不同意識或形式不同的物質。但由於人類受限於感官所能觸及的三維空間及線性的時間觀念，誤把實體的、有邊界的物質，與連續的、波動的能量場視為兩種不同的東西而已。

筆者說的量子科技，是利用光子儀器及其它信息醫學，從物理及生命現象中（大到整個宇宙，小至動植物與礦物）透過意識和潛意識的內容進行精密分析。當中所發出的各種信息，包括：光線、聲音、氣味、文字、圖像、人體或意念等運作規律與能量的波動模式，測量信息對人體的正反面影響，透過顯示信號的強弱及穩定度等數值，解讀肉眼看不見於不同層面的生物狀態。當發現無論生理或心理存在毒素，便可以利用覺知和意識，配合震動頻率再注入新信息到信息場以進行清除。而每一個微小部分其實在反應所有部分，只要對分析中的任何一部分進行微小的改變，就可以改變整個系統。

量子醫學框架

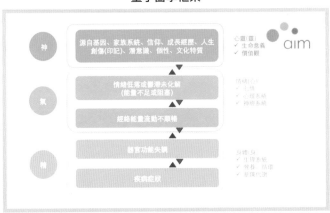

（圖：aim health optimization services 網頁）

人、動物和植物的健康狀態是由身體內外的各種波動（頻率），維持一定程度的和諧共振所產生的總體表現，所以能量信息醫學運用物理的聲、光、電、磁等可掃除身心內有害的頻率，或是把身體需要的頻率擴大去平衡頻率從而調整健康狀態。

而流行了一段時間的 Bio-Resonance Therapy(生物共振療程) 也是量子醫學或能量醫學的一種。原理是根據上世紀量子物理學對於人體每個細胞和所有物質 (當中也包括過敏原、病毒、細菌等) 均帶有一種流動的波長和共振頻率模式，並以 electromagnetic oscillations (電磁振盪) 的方式發放出來之原理，把被檢測對象本身發放的特定電磁振盪或導致他身體失衡的物質所發放之特定共振頻率過濾與分離，透過輸出電極把健康和諧的頻率擴大，同時抵消或倒置體內毒素的頻率。

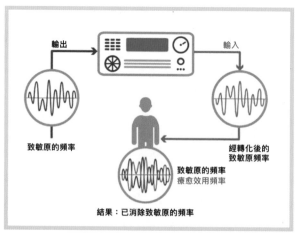

（圖：aim health optimization services 網頁）

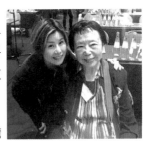

　　筆者遠赴德國學習量子醫學期間，遇上具有完整西醫背景、曾經享譽國際的婦產科權威，且有台灣能量醫學之母之稱的崔玖教授，成為同學。

　　崔教授當選過美國婦產科學會院士、擔任過美國開發總署「家庭計劃」醫療團隊技術主持人，亦不遺餘力到第三世界推展全球家庭計劃與子宮頸抹片觀念。

　　當年她剛摔倒，坐著輪椅也堅持出席在寒天雪地的德國舉行的課堂。她跟筆者說，生物能信息醫學可以提供早期診斷，進而全面治療。她強調筆者選用的那部儀器的科技非常厲害，而當時她是想利用量子科技去整理一個屬於華人的癌病大數據資料庫。不幸是，崔教授於 2018 年離世。

西方醫學 VS 量子醫學		
	西方醫學	**量子醫學**
1. 切入介面	有意識	非意識
2. 理論基礎	封閉式系統	開放式系統
3. 生理狀態判定	病徵－歸類－診斷	整體觀
4. 療癒方向	醫治病徵	平衡整個人療癒力
5. 療癒過程	短期抑壓，長期患病	漸進式
6. 療癒用材	合成化學藥	天然物質／頻率
7. 療癒目標	對抗症狀	針對根源，平衡，察覺
8. 療癒時間	長	省時
9. 安全性	多負面效應	非常安全
10. 適用範圍	疾病形成後	疾病形成前後
11. 經濟效益	重複的付款	低於合成化學藥物帶來的各種負擔

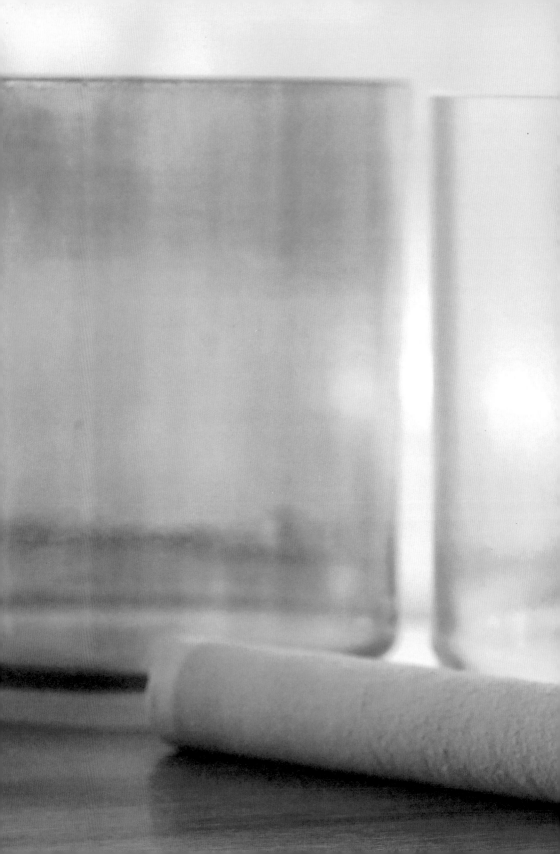

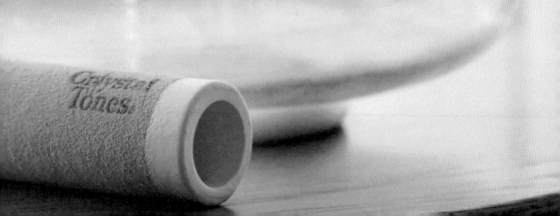

Chapter 06
Emotions Detox
情緒排毒

082
情緒毒素哪裏來？

香港人出名壓力大，除了心理壓力，身體還有 Metabolic Stress（新陳代謝壓力），一切被累積的壓力最後必定會對身體構成影響包括：心肺疾病、肝臟功能失衡、最壞更會引發癌症，不少學者認為這樣下去猶如慢性自殺。

大部分情緒毒素是來自抑壓在潛意識層面，由過去發生過但未曾處理好的一些創傷所致。這些創傷可以是自身，或者是來自家族的。而這些創傷導致我們產生了根深蒂固的某些信念，成為惡性循環：

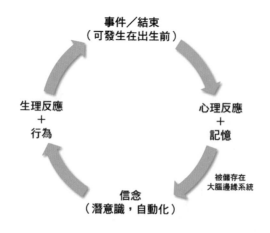

事件／結束
（可發生在出生前）

心理反應
＋
記憶

被儲存在
大腦邊緣系統

信念
（潛意識，自動化）

生理反應
＋
行為

舉例說：事件是發生在你童年一次考試不及格的經歷，你被爸爸狠狠地痛罵和打了一頓；心理反應和記憶充滿委屈（因為你並不是沒有努力溫習）、恐懼（被打時很痛和很嘈吵）；所形成的信念是「我做什麼都不會做好」、「我註定失敗」、「我不值得」、「我不被愛」甚至是「男人不會愛我」；我生理反應是經常覺得好乏力和經常感到莫名其妙的挫敗，需要完成一些事情時，會有憤怒與恐懼的思想跑出來，會想起那些被咆哮、被打的經歷，童年的創傷與細胞記憶被啟動，結果是封閉自己、導致做事總有種種障礙，以及推開所有你愛或愛你的人（因為覺得自己不被重視／不被諒解）。

　　其實人體與生俱來是有應付壓力的戰或逃（fight or flight）機制，這機制本來是用來面對生死關頭，如遠古時代人類祖先面對猛獸時就會啟動來作出保護。無奈時至今日，「猛獸」無處不在：老闆、客戶、同事、家人、股市、政府……等，令這機制長期啟動著，而首當其衝被摧毀的會是腺體和內分泌系統如甲狀腺和腎上腺，令荷爾蒙的儲存量不足甚至負資產，造成惡性循環。所以，情緒排毒往往是很多身體出現症狀首先要處理好的一塊。

083
情緒藏在器官裡？

　　這個概念在中醫和自然療法的領域都被廣泛接納，近年亦有在一些西方的學術研究亦探討。

　　根據傳統中醫，過多情緒會造成影響身心的刺激源。由於每個情緒都有相應的器官，當某種情緒太強烈時就會影響該相應器官的正常運作，導致五臟六腑血氣流動和諧失衡引發疾病產生。換言而之，當某一個器官出現症狀是因為對應的情緒傷害了該器官所致。

　　有情緒是正常與健康的，而情緒也沒有分好壞。然而，情緒可以分為平衡、抑壓，或者過多。簡單來說，當情緒被壓抑或者不斷重複以及不合適地出現，身體就會出現不適的症狀了。

　　在西方學術研究文獻有一個挺有名的實驗，利用特定測量儀器去顯示不同情緒為身體不同部位帶來的感官反應，而做出一個「身體地圖」。

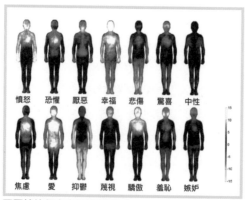

不同情緒得出來得身體地圖

以下是根據筆者多年的研究和臨床經驗得出來的「身體情緒地圖」：

器官	儲存的情緒
垂體	困住、過度控制／失控、羞辱
喉嚨	情緒緊張、焦慮、悲傷、悲傷的甲狀腺宣洩、多愁善感、困住、過度控制控制、羞辱
肺	沮喪使窒息、自我否定、悲痛、喪親之痛、重大損失、羞辱、自卑、絕望、內心哭泣、拒絕
心臟	怯懦、膽怯、內疚、悔恨、欺騙、口是心非、表裡不一（可能會引起短暫的發燒）、仇恨、壓抑的愛、恐懼、冷漠、自卑、悲哀
肝臟	憤怒（可能會爆炸向上引起頭痛、偏頭痛、眼睛發紅／疼痛／充血、頸部和肩部的肌肉緊張）、煩躁、沮喪、怨恨、嫉妒、羨慕、壓力、淒涼、擔心（可能會影響消化功能；也積累在較低的肋骨影響胸膈）、長期的抱怨
膽囊	責備、孤獨、譴責、自豪
胃	憤怒、仇恨、沮喪、怨恨（導致胃炎、潰瘍和其他膽汁性胃病）、壓力、緊張、沉思、擔心、焦慮（可能導致腹脹、腹絞痛、脹氣、胃痛）、如果這些情緒積累嚴重，可能會導致厭食、食慾不振、頭暈眩暈噁心、焦慮、擔心、沮喪（可能會影響消化系統產生絞痛、氣體、腹脹）
胰臟	深深的悲傷、遺憾、空虛
小腸	憤怒、怨恨、憂鬱（在中低腸道）、壓力、緊張、擔心、焦慮（可能導致絞痛和扭結）、害怕放手、堅守過去、關於自我的核心信念失衡
結腸／大腸	慢性／根深蒂固的擔憂、焦慮、緊張、情緒壓力、安全問題／深度不安全感（可能導致便秘、IBS、痙攣性結腸炎、結腸炎）
腎	驚恐、恐懼、震驚（可能會影響排尿）、低自尊、害怕未來、失望、批評、失敗、羞恥、困住、報復
腎上腺	壓力過大、憤怒（加強運作皮質醇導致體重增加在下半身和腹部、血糖上升）、生病和疲倦、控制、失敗主義、失眠、內心感到緊張、昏昏欲睡
生殖器官（男）	恐懼、驚恐、震驚、焦慮、不足、不安全感、表現焦慮、（陽痿、性功能障礙、精子失禁、早洩）、憤怒、童年創傷、自尊
生殖器官（女）	恐懼、焦慮、令人不滿意和不鼓舞人心的負面情緒（會選擇在情感上與性器官的功能斷開）、冷漠、疏遠、不信任、悲傷、憤怒、童年創傷、自卑

084
量子情緒排毒？

　　量子情緒排毒，也可以說是一種 Mind Over Matter（用精神控制物質）的自然療法。近兩年開始從一個真正科學和醫學的觀點去探討，意外地發現，Mind over Matter 並不是什麼新奇或「無根據」的事。

　　例如，對於腦部受重創或有缺陷導致語言或肌肉出現障礙的人士利用思想來操作儀器，是切切實實存在的。對，方法就是不需要輸入什麼，單憑用思想就可以！另外，醫學研究已經足以證明，人的思想或心理是會直接影響身體健康狀態，無數個 Placebo Effect（安慰劑效應）實驗－例如給一群人真的藥，另一群人給沒實際效力並裝成藥的東西；或者給同樣的東西兩群人吃；甚至有跟一群人做真的手術，跟另一群需要接受手術的人進行假手術（沒有實際做手術，但透過假裝做了一些程序，然後縫幾針在皮膚製做一個做了手術的錯覺）等等之類的實驗都證實，沒吃真藥或沒做手術的病人康復進度跟真的有吃藥和做手術的人能追上80%！

　　在筆者角度，如果用安慰劑效應的理論能夠找到一個人出現狀況（不管是身體、情緒還是生活上挑戰）的根源在哪裏，那麼，靠思想來扭轉結果是可以去到極為有效的。最近跟平均 70 歲以上的傳統西醫一起深造，當中一位台灣著名醫院院長暨大學教授，也是有名研究癌症的醫生，他有個病人發現的疾病根源問題是該病人想透過各種方法刺激女兒來換取關愛，於是他配合了 Family Constellation System（家庭系統排列）讓女兒一起參與這個治療過程，最後該病人的癌症完全康復起來。院長還說，「解鈴還需繫鈴人」應該是個專業的醫學用語來呢！

我們會亦曾接過一個案子，肥胖主因是因為身體某幾個器官有狀況和過敏，但大部分是跟媽媽之間的關係所引發，導致一直不接受和不愛惜自己。自從底層隱藏的所有被發現後，她釋放了，一直有便秘的她，瘦身第一步的成果就是天天能夠排便了！再配合需要的健康補充品，進度極為理想。而對她來說，即使未能馬上瘦起來，但醒覺及修補內心的缺口，令心靈輕鬆了，情緒藥也戒掉了。

有次筆者把情緒排毒工作坊帶到台灣，當解說到人體負責管理「求存」的情緒位置和有機會出現相關的生理狀況時，在座有位參加者突然像被雷劈了一下，雙眼發亮的看著我們會說：「我終於想起來了！我終於明白了！」原來因為她下體經常很癢甚至會流出一些有顏色的分泌物出來，做過婦科檢查得知有很多念珠菌亦試過不同方法但依然受到困擾，然後她一邊哭著一邊分享一件從來沒跟其他人說過的童年往事。當然，情緒初步釋放了，不代表就會馬上好起來，但能夠找出一個有機會是情緒和能量層面上的根源，那便代表有新的可能性了！剛巧那天現場有位參加者也是能量治療師，即席為她進行一些能量清理和調整，離開時見她整個人看起來氣色很不一樣，她笑著說：「現在感覺好輕鬆，謝謝你！」然後筆者會協助她找一個適合她的方法，從生理角度來處理念珠菌問題，最後 3 個月內困擾多年的狀況全面被清理。

還有，量子情緒排毒在不影響 DNA 排序情況下有機會被改變，甚至重新被設定。這就算基因裡面有某種預設了的程式也好 － 例如某些疾病或者情緒體驗是被遺傳（喔，是的，有不少研究已經證實會被遺傳的種種是超越了生理上的一切，還包括情感和意識思想），只要會改變相關環境如：營養、思維等，原有的程式是可以不被啟動的。簡單說句，就是即使身體有某中疾病的程式，但不代表你一定會病發，只要在生活上配合就可以避免到了。

不過「情緒排毒」這概念聽起來比較新穎，對深信西醫頭痛醫頭痛、腳痛醫腳痛的信徒來說也可能只是故弄玄虛的玩意。2017 年我們會有機會應一個慈善基金邀請舉辦了一場情緒排毒講座，拆解身體不同位置出現狀況到底是在跟我們會溝通（通常是投訴）什麼重要訊息，以及情緒與健康的關係，當然還牽涉量子分析，（小試牛刀來看看大眾對「情緒排毒」的反應。）

以為這個題材比較冷門，報名是在舉辦前少於一週公佈的，怎料不到 24 小時內已收到主辦單位通知說額滿，共有 300 人報名！那次應該是香港首個量子情緒排毒的公開演說，原來市場很有需求，期待可以透過情緒排毒讓更多人生活健康愉快。

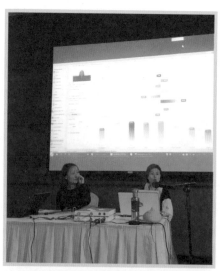

筆者數年前舉辦全港第一場量子情緒排毒講座，並在現場示範分析。其實在 300 人面前做分析有一定難度，因為集體意識能影響能量，不過還好當天成功了

085
精油有助情緒排毒？

當然。

不過要看你選用什麼品質的精油。筆者之前撰寫過《精油 100 問》，書中已經把不同品質和製造的精油解說，亦有揭開坊間很多所謂「精油」如何在市面混水摸魚。

筆者一直採用的兩個品牌都是製造過程誠實、嚴謹、純淨的 Therapeutic Grade（療癒級）精油，分別為 Young Living 和 Green Envee，說到情緒排毒的精油，比較喜歡前者。如果已經用精油用到爐火純青的地步，找到自己喜歡的品牌後按照不同精油本身獨有的頻率和功效就已經可以做到情緒排毒。然而，要簡單方便的話，可考慮使用 Young Living 叫「Feelings」的一套組合。

這個組合裡面共有 6 瓶複合精油，名字也取得相當到位：Present Time（當下）、Forgiveness（寬恕）、Inner Child（內在小孩）、Harmony（和諧）、Release（釋放）和 Valor（勇氣）。

相信每個人都可能會有自己的使用方法，筆者基於多年經驗分享以下供各位參考：

注意：每次把不同精油滴在掌心時，可放入一個相應的正面意向（如：我釋放負面情緒，我內心平和；我容許自己的心打開，我有足夠空間去接納）然後用食指和中指順時針方向打 3 個圈後才使用。

1. 首先用 Valor 塗腳底，每邊 3 滴以強化整個情緒排毒的效果，並把能量協調好

2. 將 Harmony 滴在一隻手心後，分別在身體 7 個脈輪上逐個以順時方向轉動 3 次，以容許負面情緒釋放出來

3. 將 Forgiveness 塗在肚臍，容許受傷的回憶及負面情緒釋放出來，讓自己前進

4. 將 Present Time 先塗在兩隻手腕，然後重新再用 3 滴塗在一邊耳背、再 3 滴塗在另一耳背，由上至下的方向每邊 3 下，以容許自己開放去看到新的可能性，和把一切體驗集中在當下

5. 將 Release 塗在肝臟位置上，深呼吸並耐心等待一切沮喪及憤怒的能量釋放出來，讓身心平衡

6. 將 Inner Child 塗在每邊的鼻孔下，然後慢慢深呼吸（次數以 3 次或 3 的倍數組合）讓自己跟內在的真筆者連繫

7. 再把 Valor 按照以上第一步塗在腳底，以把整個療癒的能量得以完整和平衡

進行以上情緒排毒程序時，可隨自己喜好在選擇在完全安靜的環境，或者在一個安靜的環境下，輕輕播放著清洗脈輪或其他有助清洗的頻率音樂也可。

　　對於初次做情緒排毒的用家來說，視乎情緒狀況，一開始時可能要密集地去做（天天、隔天，或一個禮拜數天）。到整個能量被平衡之後，這程序就可以當作是個「定期維修」了。

　　而同品牌的 Oils of Ancient Scripture（聖經精油）及 Freedom Sleep & Release（自由睡眠及釋放）系列，更是筆者近年經歷重大身心起伏的指定精油，其療癒效果確是嘖嘖稱奇，是坊間沒有任何一隻精油能媲美的！

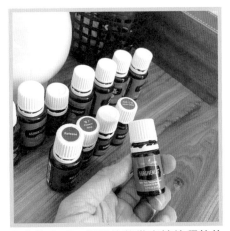

筆者的床頭，長期放著幾套情緒釋放的精油系列，而無論事無大小，最常用的首選是一瓶叫 Forgiveness （寬恕）的精油

086
飲食有助情緒排毒？

由於所有生物還是死物都在時刻發放著震動頻率，整體來說，發放低頻率的食物很多時都與毒素有著息息相關的關係，而高頻率的食物往往都是帶來健康與好處。

因此，只要意識到食物的頻率，減少吃低頻率食物便可以做到身心排毒以保持平衡。

高頻食物清單一覽：

深綠葉蔬菜

羽衣甘藍、芝麻菜、菠菜、瑞士甜菜、白菜、寬葉羽衣甘藍、芥菜、蕪菁、甜菜葉、西洋菜、羅馬生菜、綜合生菜葉

新鮮綠葉蔬菜汁

小麥草、大麥綠、螺旋藻、藍綠藻

新鮮、未加工的有機植物、水果和蔬菜

芹菜、胡蘿蔔、黃瓜、花椰菜、西蘭花、捲心菜、蘆筍、抱子甘藍、朝鮮薊、蘿蔔、青豆、豌豆、甜菜、橄欖、蘿蔔、甜椒、蕃茄、蕃薯、茄子、洋蔥、韭菜、涼薯、歐洲防風草、夏南瓜、魚翅瓜、西葫蘆、玉米、大蒜、秋葵、鈕扣蘑菇、杏鮑菇、大啡菇、香菇、紫薯、南瓜、山藥、瑪卡、蘋果、橙子、檸檬、青檸、菠蘿、芒果、木瓜、奇異果、香蕉、提子、桃、梨、油桃、李子、加州杏李、石榴、西梅、杏桃、橘子、無花果、棗、椰子、牛油果、哈密瓜、蜜瓜、荔枝、西柚、西瓜、火龍果

堅果和種子

杏仁、巴西堅果、榛子、核桃、夏威夷果仁、腰果、胡桃、開心果、奇亞籽、亞麻籽、大麻籽、南瓜籽、葵花籽、芝麻

超級水果和漿果

枸杞、巴西莓、小檗、黑莓、櫻桃、蔓越莓、金桔、黑加倫子、桑果、金莓、燈籠果、藍莓、覆盆子、草莓

豆類

黑豆、眉豆、奶油豆、白腰豆、鷹嘴豆、毛豆、英國豌豆、北方大豆、
芸豆、扁豆、味噌、海軍豆、斑豆、小紅豆、去皮豌豆、豆豉

全穀物

大麥、糙米、蕎麥、莧菜籽、斯佩耳特小麥、小米、燕麥、爆米花、
藜麥、黑麥、畫眉草（苔麩）、野米

發酵食品

德國酸菜，韓國泡菜，發芽穀物製成的水，克菲爾、康普茶

豆芽和生食

蘿蔔芽、胡蘆巴芽、扁豆芽、苜蓿芽、南瓜芽、向日葵芽、鷹嘴豆芽

茶

印度香料茶、香草洋甘菊茶、綠茶、芙蓉茶、茉莉花茶、檸檬香脂茶、抹茶、
杏仁花烏龍茶、薄荷茶

香草和香料

多香果、覆盆子、羅勒、月桂葉、荳蔻、辣椒粉、香菜、肉桂、丁香、香菜、
孜然、咖哩粉、蒔蘿、胡蘆巴、大蒜、生薑、辣根、檸檬草、馬鬱蘭、芥末粉、
肉荳蔻、牛至、煙熏辣椒粉 、歐芹、薄荷、迷迭香、藏紅花、鼠尾草、百里
香、薑黃、香草

純淨水或過濾水

鹼性、逆滲透或新鮮收集的泉水

健康冷榨油

特級初榨椰子油、橄欖油、牛油果油、亞麻籽油、大麻籽油

生巧克力

可可碎粒、可可脂、可可粉

藥用蘑菇

白樺茸、靈芝、蟲草

天然甜味劑

生蜂蜜、黑糖蜜、羅漢果、蛋黃果粉、甜菊葉

低頻食物清單一覽：

精製白麵粉和大米

麵包、麵包圈（甜甜圈）、西餅糕點

化學甜味劑

Splenda 三氯蔗糖，NutraSweet/ Equal 阿斯巴甜，Truvia, 糖醇

加工糖和甜味劑

高果糖玉米糖漿、玉米糖漿、蒸發甘蔗汁、玉米甜味劑

汽水、蘇打水、能量飲料、果汁飲料、減肥飲料、運動飲料

加工肉類

煙肉、香腸、波洛尼亞香腸、火腿、意大利辣香腸、漢堡包、熱狗、玉米狗、意大利臘腸、咸牛肉、牛肉乾、肉罐頭、熟食 / 午餐肉、雞塊、魚條

不健康的油

菜籽油、棉籽油、人造黃油和植物油、氫化脂肪 / 氫化油和部分氫化油

肉類、魚類和家禽

罐頭、加工、油炸、醃製、預煮

加工過的傳統瓶裝調味品、番茄醬、醬汁、醃料

巴氏殺菌牛奶、酸奶和奶酪，尤其是假奶酪醬和甜果奶和酸奶

轉基因 (GMO) 食品，以及經過化學品和殺蟲劑處理的傳統食品

加工包裝、盒裝穀物、餅乾、餅乾、薯片、糖果

加工水果味小吃、麵包捲和軟糖

食品染色

油炸食品

無糖、低脂、低熱量、清淡 / 輕量、減肥 / 健怡 / 節食 / 標籤食品

087
日常情緒排毒法？

　　情緒困住在身體裡會對身心健康造成負面影響，所以必須要釋放出來。而所謂釋放並非亂發脾氣或做傷害自己與別人的宣洩，而是學會健康地把情感表達。

情緒排毒「3R」步驟：

1. Recognize －自我察覺

　　察覺到自己有情緒，感受情緒每分每秒在身體的流動。目的是主動留意身體裡面時時刻刻正在產生什麼感覺，然後去接納，毫無批判地容許自己完全感受。可以問自己：我的身體此刻肢體觸覺是什麼？（麻痺？重？輕？熱？暖？冷？收縮？流動的形狀是什麼？這些觸覺連繫到什麼情緒？呼吸可以到達那些部位嗎？身體那些部位想告訴我什麼？）

2. Respond － 自我表達

　　情緒需要被表達出來才可以被處理，目的在於把情緒的波動釋放，然後放下。自我表達的過程必須是表裏如一和被體現出來，身心靈都需要連繫。這個過程可以用筆錄的方法書寫出來，這樣不但可以自我探索，跟真我連繫，還可以達到療癒效果。可以問自己：這個剛連繫到的情緒需要我做一些什麼？（哭？大叫？出去走走？出外活動？運動？瑜珈？打拳？深呼吸？）

3. Reset（自我呵護）

　　很多人都習慣忽視身體的反應或者情緒，因此需要重新照料身心靈的健康，目的在於重新整合真我，開放一個空間讓自己放鬆和全然地面對一切。可以做的事情：獨處、到郊外走走、美術、聽音樂、做菜、冥想、浸泡泡浴、睡覺、按摩 …… 等等令自己感覺被呵護。至於做一些什麼可以達到情緒排毒效果則見仁見智。以下是筆者多年來採取並覺得有效的行動，大家可以參考。

聽頻率

　　如果沒有特定的量子儀器，在網路上也不難找到一些頻率療癒的視頻。由於是在接收頻率的波動，因此收聽的時不需要把聲音教到很大聲，甚至細聲到聽不見，播著來入睡也沒所謂。在搜尋器輸入關鍵字 (數字、hz) 就可以。

這些視頻大部分是用 Solfeggio 頻率，有 6 種頻率發揮不同療癒目的：

396 hz 釋放內疚和恐懼

417 hz 失敗情況及促成改變

528 hz 蛻變和奇蹟 (修復 DNA)

639 hz 連繫 / 關係

741 hz 表達 / 解決方案

852 hz 回到靈性排序

抱樹

　　說抱樹有療癒價值並不是胡扯的，而且還有科學理據支持。在上世紀 80 年代日本便開始流行 Shinrin Yoku（森林浴），並有證據顯示能減低壓力荷爾蒙生產、提高感覺快樂的情緒、打開創意之門、降低心跳和血壓、強化免疫系統、甚至治病 …… 等。

《Blinded by Science》作者 Matthew Silverstone 在書中提到大樹的震動對人類苦難如缺乏專注力、過度活躍、抑鬱、頭痛等症狀有正面影響。這是由於擁抱大樹的時候，身體會釋放一種有「愛情荷爾蒙」之稱的 oxytocin（催產素）、快樂荷爾蒙 serotonin（血清素）和 dopamine（多巴胺）等。據英國 BBC 報導，冰島政府的 Icelandic Forest Service 更在疫情期間主動清理道路讓人可以多去抱樹提升身心健康，而路透社亦有報導以色列國家公園亦有提倡抱樹。

抱樹並沒有特定的方法，當然需要運用常識走到郊外去而不會在鬧市中抱樹。筆者喜歡熊抱然後讓面頰貼著大樹，如果跟自己產生共震的那棵樹太大未能夠完全熊抱，則輕抱然後把面頰貼著或者坐在樹下用被靠著大樹也可以，甚至跟其他人一齊包圍大樹各自抱樹也很好。

赤腳散步

在大自然赤腳散步是印度靈性修行者提倡的做法，而最理想是在濕潤泥土上赤腳步行，這樣一個人的心會更 grounded（穩紮）。印度一位世界知名的藝術家 M.F. Husain 活到 92 歲高齡離世，離世前 3 個月他接受訪問說他的長壽秘方是：少吃和赤腳。

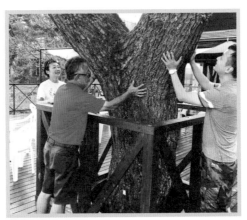

數年前到日本近江八幡見到一棵很有能量老樹，於是便走去熊抱釋放負能量。當地人好奇問筆者在幹嘛，然後他們隨即把樹抱起來

在不同健康刊物如《Journal of Environmental and Public Health》《The Journal of Alternative and Complementary Medicine》等都有刊登關於大自然赤腳散步的健康價值包括：平衡血壓、降低炎症及痛楚、強化免疫力、強化腸道健康 …… 等。主要因為身體直接吸收了泥土的負離子，改變了腦袋的電子活動以及中和了體內游離基，還有微生物平衡體內益生菌而產生，甚至在一些脊醫的角度來說赤腳也有健康療效。

而筆者的個人體驗是，赤腳在泥土或者沙灘散步後整個人會很平和，晚上也睡得特別甜。

煙薰白鼠尾草

練習身心靈的人對 smudging（煙薰保護）不會陌生。這是流傳自印地安人的傳統，常用祝作法是用鼠尾草煙薰空間清理氣場，據說有淨化和清除負能量的功效。

筆者用的是有機種植及人手採的 White Sage（白鼠尾草），是北美洲印第安人的淨化聖品，一種威力強大的力量植物，也是公認淨化效果最強的一種植物。燻香時有一股濃郁的味道，但優質的燃燒時相對沒有太多黑煙，而且比較集中。

EFT 輕敲穴位情緒舒解療法

於 1995 年由 Gary Craig 與 Adrienne Fowlie 發展起來的 EFT (Emotional Freedom Techniques)，以心理學專家卡拉漢博士 (Dr. Roger Callahan) 的經絡心理學為基礎，結合了西方心理學與中醫經絡系統的理論及方法，透過對身體特定位置（相似穴位），施以輕力的 拍、敲、觸或 肢體動作來快速舒解情緒、壓力或身體的病患，使自己或受者能得到身心的釋放，從而產生療癒效果的一種天然方法。

EFT 可以通過上證書課程學習，如果要了解和輕鬆地體驗，網路上有足夠多的免費簡易教材可以使用。

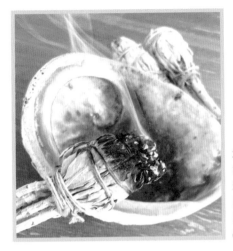

坊間有很多商店賣鼠尾草，
然而筆者鍾情北美印第安人
精華聖品，有機種植的白鼠
尾草，真材實料的品質是絕
對不能如目混珠的啊！
(訂購查詢：6826 0680)

TRE 壓力釋放運動

　　由壓力創傷領域專家 Dr. David Berceli 博士所開創。他曾長期在戰火衝突不斷的中東地區服務，協助人們從創傷中恢復而發展出 TRE。這是一種身心保健自助技術，協助人們調節壓力對身心的影響。在安全的環境，及溫和漸進的引導下，啟動人體神經顫動的修復本能，釋放累積在身體肌肉，及大腦的緊繃壓力，調節神經系統。

遠離社交媒體

　　資訊科技把世界拉到好近，卻把人心拉到好遠。現今社會，只要有網路和鍵盤，便可以自稱記者 / 新聞工作者、KOL，隨意發表自己對任何事情的高見，宣揚自己的理念。然而，當中可能牽涉不實的資訊、不負責任的言論、散播仇恨的企圖……等。近年，世界各地的政治氣候偏向利用傳統和社交媒體來鋪天蓋地的進行有政治動機的渲染，製造了很多人與人之間的對立。要與這些負能量絕緣，遠離社交媒體和拒絕看新聞報導是筆者作出的有意識選擇。欲知世界大事的話，也只會看看不同報紙的標題或簡單閱讀一下內容，但就不會投放情感或時間去深入探究新聞故事的來龍去脈，這樣使生活變得清淨和平和。

088
Family Constellation
家族層面排毒？

前幾篇提過情緒毒素可以是來自於家族，亦有引述台灣某著名醫師使用 Family Constellation（家庭系統排列 / 家庭系統整合，簡稱「家排」）替病人作輔助性治療。要明白這是什麼回事，先從 Epigenetics（表觀遺傳學）說起。

根據維基百科解釋，這門遺傳學屬於生物學和遺傳學的分支學科，研究論點是在非 DNA 序列變化情況下，遺傳信息通過某些機制或途徑，發生可保存並傳遞給後代的基因表達或細胞表型之改變。換句話說，我們體內的 DNA 並不單單儲存 23 條染色體那些由父母遺傳的生理資訊，而是同時包含父母的情感、以及該人儲存在大腦邊緣系統那些 7 歲前所經歷的情緒反應、規範及記憶 (也包括胚胎時期那些)。然而我們的父母基因裡面也承傳了他們各自父母的情感，一代傳一代如此類推，所以不難想像一個人的 DNA 裡其實是蘊藏著家族的資訊。

而表觀遺傳學是在不改變 DNA 序列的前提下，通過 DNA Methylation（甲基化），DNA Demethylation（去甲基化）和 Histone Modifications（著蛋白修飾作用）引起遺傳的基因表達或細胞表型的變化而修改其功能，把依附在有編碼蛋白質能力的 mRNA 上的 Non Coding RNA（非編碼 RNA）連同某些蛋白質截斷編碼蛋白質，從而做出表觀遺傳上的改變，把某些資訊重新加入或刪除。而能量治療、肯定語句、內觀及打坐之類就是通過這種機制來替一個人於精氣神甚至多維度層面將一些阻礙我們前進的資訊像排毒一樣清理。而筆者尤其喜歡「家排」帶來的徹底性與全面性的效果。

由德國心理治療大師 Bert Hellinger（海靈格）先生開創出來的家庭系統排列，發現家庭系統由一普遍存在的「自然秩序」影響每一個成員，當每個成員都恰如其分時，愛就會有效地流動，無論在關係上維持和諧（包括一根和自己的關係）還是已經破損，在世的還是已往生的關係，都可以有解決方向。

筆者於 2013 年在香港初接觸「家排」，由專程從台灣飛香港的 Sherri Wang 老師做的。Sherri 老師本身有非常豐富的訓練工作根基，她的課本身也非常有系統，加上認識她本人知道她能量夠清淨，那次體驗已甚為深刻。隨後於 2016 年飛往德國學習，在第一次見到海靈格先生時感動得熱淚盈眶且腦裡面響起一句「我們終於見面了」。92 歲拿著拐杖的海靈格先生能量很溫和很慈悲，做排列時柔中帶剛，快狠準把案主的狀況呈現，遇到對自己議題拖泥帶水不清不楚的案主，依然會中氣十足地罵。成為海靈格學校學生後，有幸於海靈格先生去世前出席的最後一次海靈格年度國際會議中與他及妻子 Sopie Hellinger 在講台上親身交流，並發表了數分鐘演說實在感到圓滿。直到 2022 年，筆者終於有緣分在香港首次親自統籌及舉辦了兩場「家排」工作坊，合作方是第一位走向世界的中國系統排列導師，業內非常著名且有處理過萬個案經驗的鄭立峰博士（「峰 Sir」）。

一般「家排」基本上都可以就案主與家庭成員、兩性關係、健康、工作、金錢等之間的不和諧議題找出障礙原因並進行清理，然而要在根源能量層面上進行排毒，讀者體驗是要非一般的深度排列。

所謂深度排列，是可以把議題無限擴展到家族根源、人類文明史源頭、信仰、上至天文下至地理⋯⋯甚至更不可思議的牽連與隱藏動力統統挖出來，所有看不到的、不知道可以看到的、不想看到的都一一呈現眼前引發案主認真地重新選擇，這樣的「家排」如同為人生為家族進行了一場徹底的排毒，參與者甚至連身體也會出現好轉反應，但一切迎刃而解過後，筆者以及不少朋友人生要達成的結果來得又快又暢順！

坊間有不少「家排」工作坊，價錢由數百元到數千元不等，在聽過不同人士分享其經驗後，筆者得出一個結論：就如任何專業服務一樣，整個關鍵是在於由誰來進行。

參加深度排列，是從做功課一刻已經在進行「家排」，能量已經在轉化中，斷裂的會開始有連結，被遺忘的亦開始被看見，很多同學在踏進班課程前的準備，已開始由夢世界中逐漸清醒，因此到真正排列的時候可更深入，震撼力難以形容。

排列師個人修為與修行、天份、技巧、操守、功力、出發點、熱誠等都是會影響排列的成效，見識過峰 Sir 的排列，要做到世界級，實在少不了學識淵博以及對人對事有著鮮明的立場。謙而不虛，有始有終，君子也。

峰 Sir 近年幾乎已不在香港做「家排」了。筆者會繼續不停發念，期待繼續與峰 Sir 在香港合辦深度家排工作坊，各位請密切留意公佈。

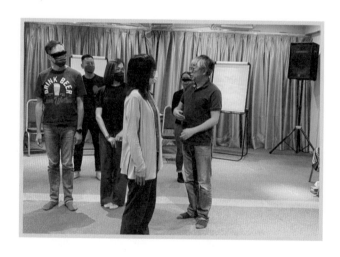

筆者與峰 Sir 合辦的深度家庭系統排列工作坊，參與者大部分對「家排」都是零認識，導師功力之厚，深入淺出且風趣幽默令全部學員可以馬上連接，並好好處理自己家族和人生課題

　　峰 Sir 今年幾乎已經不再在香港做「家排」，筆者有這緣分跟他合辦兩場工作坊，扭轉了超過 40 個家族，實在是很大恩賜。學員無論是案主還是旁聽參與者，在課程完結時的狀態非常理想，臉色立即變白、能量立即變清、氣質立即變純，實在太神奇了

在家排擔任代表不是鬼上身！

　　對家排不了解的人，往往對於擔任案主個案裡面的代表並連接到感到很詭異，無知的更會跟「鬼上身」混為一談。

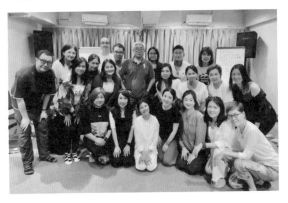

　　海寧格先生發現每一個人都有與生俱來的能力，能夠去感應任何一種能量，並且透過言語與動作將信息場接收到的訊息表達出來。我們大腦像條天線，可接收外在環境場域訊息，並可以作出雙向溝通，個體的記憶會跟潛意識資料庫做連結，上載（upload）或下載（download）資訊。

　　在家排裡面，這不過是利用代表連結及進入個人潛意識和集體意識而已。在心理學裡面，這都是很普遍和基本的理論，又何必大驚小怪呢！

089
終極情緒排毒法？

　　它叫 Vipassana（內觀）。一個連續十天，費用全免還包住宿，完全與外界隔絕、靜默不講話、甚至不望人、連手提電話都要自願被沒收的課程。雖叫「課程」卻不真的是個「課程」－ 既沒有老師在課堂授課，也沒有筆記（亦不會讓你抄寫任何東西）。這「課程」的主導都是參加者自己，還要每天跟自己修習和考試。

　　筆者於多年前已有聽聞類似課程並感興趣，在 2020 年許下承諾報名，但由於疫情關係，最後花了一年時間報名才有修習的緣分出現，正式於 2021 年 7 月下旬參加，從此扭轉了參與人生這場本來充滿苦難的遊戲之態度。

　　稱它為終極情緒排毒，因為這十天把一切有意識、潛意識和無意識層面導致生活重複出現狀況的源頭統統連根拔起，心靈得到前所未有的淨化，亦終於學會了處之泰然地與生活上變化多端的挑戰、壓力與苦難共處。有趣是雖然參加者都是各自修行，然而在神聖的沉默裡心靈上所經歷的過山車旅程，以及最後的得著，竟然是大同小異。

筆者在十天內觀旅程，面對和處理了在親密和家庭關係上多年來重複出現的宿命的根源、重新體驗到自己要做個活現什麼特質的人，從未如此清晰看見人生下半場要如何活、當然最重要是獲得心靈上的自由，把聽過無數次「放下執著」的概念真正體會和體現到。十天的修習換來了前所未有的喜悅、安詳、平靜與大滿足，也實在令身邊早已對筆者多多批判的人嘖嘖稱奇！

內觀是印度最古老的修行方法之一，開始的時候，藉著觀察自然的呼吸來提昇專注力；等到覺知漸漸變得敏銳之後，接著就觀察身和心不斷在變化的特性，體驗無常、苦以及無我的普遍性實相。尤其喜歡內觀沒有任何宗教背景，也不是基於盲目信仰的典禮或儀式進行；內觀也不是透過知識上或哲學上的研討從而獲得滿足；它不是靜養、度假或社交聯誼活動，更不是逃避生活磨難的避難所，所以並沒有任何種族、背景、宗教上的限制，每個人都能平等無差別地獲得益處。

在完成這個十天的奇妙旅程之後，筆者亦有不停引發身邊人參加，因為如果沒有足夠共修的友好互相支持，人間痛苦的洪流很快又有機會把筆者捲回去了。再者，筆者是真心覺得所有人都值得運用這個終極情緒排毒法來過一個值得過的人生呢！

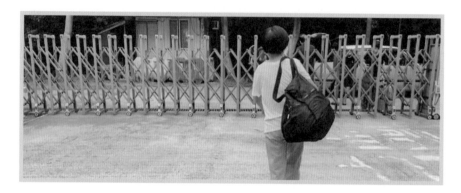

香港內觀中心：
https://mutta.dhamma.org/zh-hk/

世界其他 Vipassana 內觀中心查詢：
https://www.dhamma.org/en-US/index

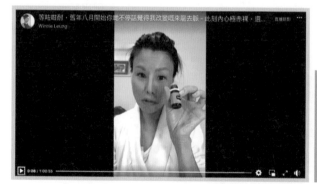

https://www.facebook.com/winnieleung.hk/videos/487116232899789

筆者於 2022 年 3 月開始在其 Facebook 專頁開始赤裸裸地分享內觀之旅得著，令更多人得知有「內觀」這麼美好的一個修行方法，是筆者布施的心願。 聲淚俱下的第一集瀏覽人數接近 10 萬，結果亦引發不少人參加了「內觀」，實在很感恩！

　　在參與內觀之前，筆者花了約 16 年時間去學習和實踐其他很多情緒排毒的方法，亦不會否定任何一種方法的價值。相反，如果不是這之前已經打好根基，也許十日內觀的體驗也會不一樣。回頭看看筆者在內觀前學過的種種，有以下特別推介：

- AsiaWorks 體驗式課程
- Hellinger Family Constellation 海靈格家庭系統排列
- Time Waver 量子信息場分析
- 各種能量清理（未能盡錄）
  - Craniosacral Therapy 顱底療法
  - Gong Bath 銅浴治療
  - Reiki 靈氣
  - Samadhi Training Centre for the Soul 提供的療法
  - Shamanic Healing 薩滿療法
  - Singing Bowl 頌缽療法
  - SRT 靈性反應治療
  - Young Living 精油療程

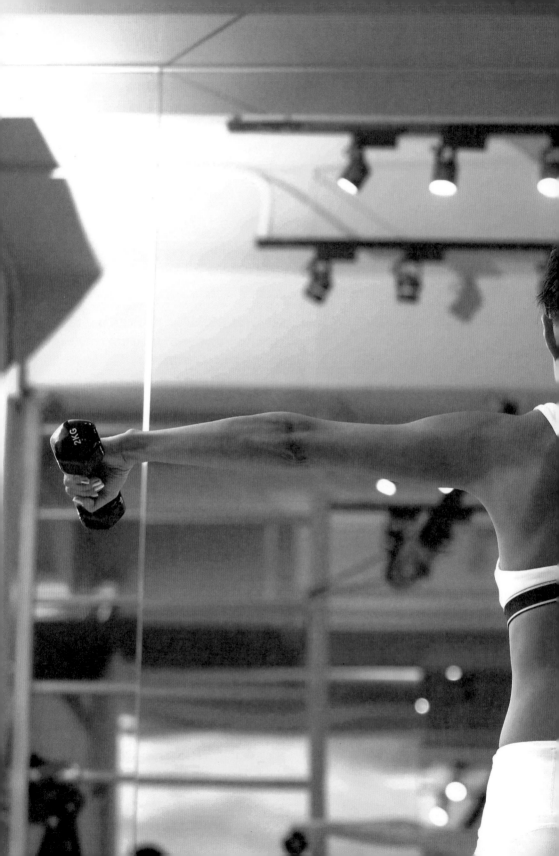

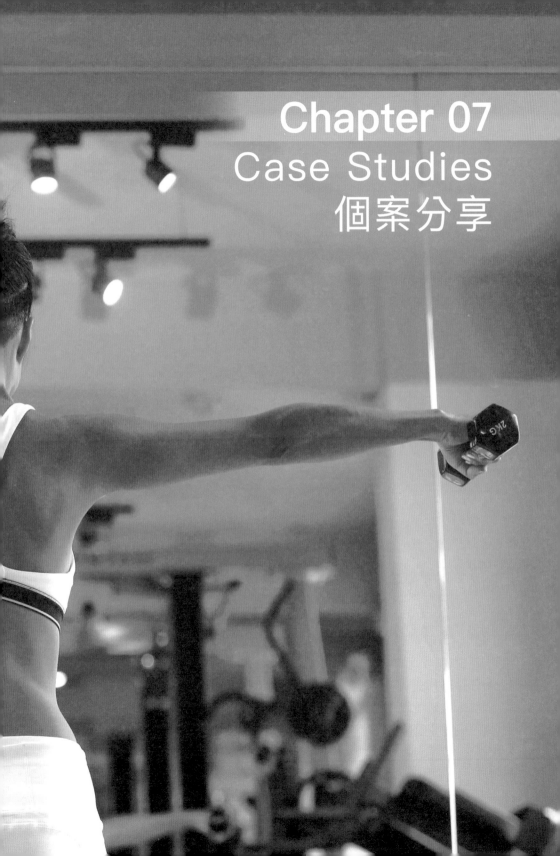

Chapter 07
Case Studies
個案分享

090
贏了靚仔一仗：Crystal & 哈哈

　　Crystal 本來是一個每每生病就吃成藥的 OL，加上積壓著年少時的負面情緒，採用量子調頻配合健康補充品排毒初期令上班中的她苦不堪言。要不就是肚痛，不然就是頭痛，不停進出洗手間的情況持續了大概 3 星期，感覺才開始好起來。

　　不過這對她來說，依然非常值得。因為這次不間斷持續了大概 1 年的排毒，原來是為了準備她由 OL 轉行做你「自然療法媽」！

　　可愛到不得了臉蛋肥嘟嘟的「哈哈」快滿月前，臉上突然長滿了疹子。Crystal 開始時以為是一般水疹或者是奶癬之類的常見現象，於是只頻密地替哈哈清潔臉部保持乾爽，但情況一直沒有好轉。

　　在哈哈 34 天大的時候，Crystal 帶他來找筆者做了個簡單的量子諮詢。由於哈哈是吃母乳的，因此要探究問題根源之一，就是從媽媽的飲食著手。縱使 Crystal 自稱飲食很「清淡」，筆者還是檢測到她身體對某些食物出現過敏，於是作出有關飲食排毒之建議。那天亦有對哈哈做了約 1 小時針對性的量子調頻。

　　回家後，哈哈出疹的範圍擴大到兩邊臉頰，不過兩星期後便好了！可是哈哈 69 天大的時候，紅疹又再度出現，這次還伸延到頭頂也有，最後演變成俗稱「頭泥」的脂溢性皮膚炎。新手媽媽見狀方寸大亂，試盡坊間療法：敷金盞花原液、搽保濕 cream、金銀花水沖涼、橄欖油 / 椰子油 / 大麻籽油敷頭敷臉、按摩通下淋巴，亦看過中醫和喝過幾次中藥……等等。

哈哈的情況依然反覆，最嚴重時臉上還長了水泡，被哈哈抓到手套和床單統統有血跡，Crystal 心痛不已。與此同時，身邊很多親朋好友陸續說了令 Crystal 很難受的話，說她怎可能忍心不帶兒子看醫生而要哈哈受苦，不停叫她用類固醇云云。其中好友對 Crystal 的誤解令她心亂如麻，不過她和丈夫 Sean 對自然療法的信任與立場卻是堅定不移。

　　到哈哈 5 個月大的時候，Crystal 再找筆者。這次做了一個詳盡的量子諮詢，除了平衡生理層面的炎症徵狀外，分析結果還發現哈哈在情緒層面方面受到了特定的困擾。大家很驚訝，對一個幾個月大且被寵愛有加的 baby 為啥會出現這狀況？

　　那個特定情緒是來自哈哈對作為男生而不是女生這性別有點混亂，而且是和長輩有關。在場的爸媽於是想起，由於爸爸的家族都是生男孩的，因此在 Crystal 懷孕期間，長輩對肚裡面的 baby 會不會是女生充滿了好奇，亦帶點期盼。於是那天便替哈哈進行情緒排毒，亦透過量子頻率作出了全方位調頻兩小時。那天筆者建議了一隻針對皮膚狀況有很好效果的天然乳霜給哈哈，20 天後紅疹和留在臉上的印全部退掉了！

「自那天起，哈哈才真正變回一個靚仔，直到今天還是！」

哈哈媽媽 Crystal

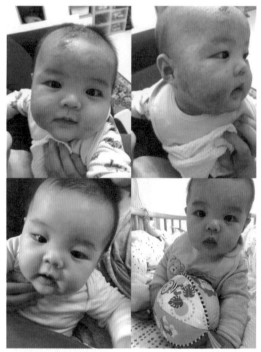

哈哈零藥物戰勝爛面，全賴媽媽沒動搖過的信心。

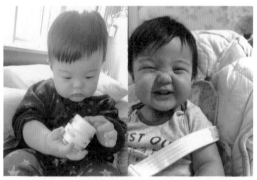

除了排毒，唯一用過就是這個針對皮膚狀況。

日本出品的全天然 Tom Tom Cream *(查詢電話：6826 0680)*

091
逃出藥癮自救：Dorothy

第一次見 Dorothy 時，印象中只有四個字形容：烏雲蓋頂。而負責做諮詢的健康顧問（天傑），見完她更感到頭痛。

她除了印堂發黑、臉色陰沈，就連生活每天都充滿波折：破壞的關係、戀愛路上遇人不淑、嚴重失眠、過於肥胖、身體不同位置輪著不適、無故在家摔倒要入院、遭家傭盜竊財物後失蹤、家人突然患病以致離世……。

筆者對 Dorothy 的肥皂劇人生並不感到以外，因為自第一次量子諮詢的分析結果裡，已得知她在潛意識裡面從小便注入「得到愛是太奢侈的一件事」這想法，並決定以不自愛來報復。而最簡單和方便的方法，就是去搞砸自己的健康。

她以前總愛去醫生處拿一堆堆讓她感覺良好的「解藥」。除了不同種類止痛藥和各種治病的藥，她亦連續服用了多年安眠藥。因為覺得自己經常不開心，所以還發展到要服用情緒藥。

最後，她於 2006 年患了簡稱 SJS 的 Steven–Johnson Syndrome（史蒂芬強森症候群），一種由藥物引起導致皮膚廣泛性脫落、壞死及黏膜糜爛，及嚴重波及身體許多器官如：肺、肝、腎、腸胃及血液系統，造成體液喪失、體溫調節失調及代謝率增加等不良過敏反應的症狀。那時的她，整張臉呈深紫色，嘴唇腫脹如掛了兩條腐爛的潤腸在臉上，生不如死。

替 Dorothy 進行排毒過程甚為艱鉅，因為她有太多太多太多累積多年來自藥物、生活用品，以及情緒上的毒素需要清理，加上主要排毒器官功能亦未如理想，必須循序漸進。但每當有一點進展，好轉反應便出

現了 — 而這往往是令人感到迷惑和沮喪的時期，因為要在質疑「到底是沒有效果，導致每況愈下」與相信「這是好轉反應的過渡期，咬緊牙關便會好起來」之間去選擇後者絕不容易。然而，筆者也非常佩服和欣賞 Dorothy 的勇氣與堅定的意志。最感動是她說了句：「這是改寫生命的機會，我一定會撐著！」

Dorothy 的決心、正面與信任，亦感染到筆者的健康顧問團隊願意花額外時間去研究更多不同可能性，協助她儘快過一個健康無毒的人生。6 個月後，健康開始穩定並好起來，睡好吃好上廁所亦很好，整個人精神飽滿。

2018 年 7 月，Dorothy 突然留言給筆者說發現了下腹有個 11cm x 14cm 巨型「朱古力瘤」(子宮內膜移位)，醫生說要動手術切除，她問筆者意見。筆者跟她分析後，表示如果她想切除的話也會支持。透過量子分析得知，那個巨型的瘤是在很久以前出現且已經沒有活動能量，只是一件殘留在體內的「垃圾」。而在情緒和量子層面來說，如果 Dorothy 願意前進的話，這應是她向不自愛告別的最後一刀。

Dorothy 為在這手術前後都做足準備，而且全程利用筆者精心設計家用量子機裡的程式，為特定器官所需的手術後頻率來平衡和排毒。本來醫生預計的要等 3 天才可以下床、最少 10 天才可以出院，但她手術後翌日已經可以下床，5 天就回家了！

隨後 Dorothy 亦繼續透過健康的飲食和排毒配合頻率調理，身型成功由 XXL 碼減到 M 碼，還跟一個心儀對象約會，重拾久違了的少女夢。

「筆者不敢相信自己依然還可以活著。我會繼續努力愛錫自己，接納自己是值得的！」

Dorothy

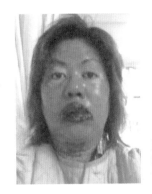

Dorothy 曾患有對藥物出現嚴重過敏反應簡稱 SJS 的 Steven-Johnson Syndrome（史蒂芬強森症候群）

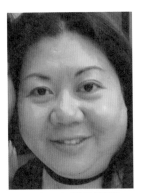

2017 年 10 月排毒前

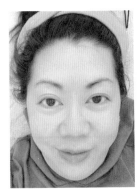

2019 年 4 月狀態大勇

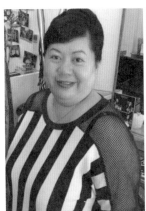

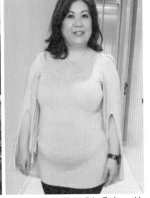

由 XXX 大媽到 M 碼，無需刻意追求世俗對「瘦」的標準，只要健康和活出自信和美麗便足夠。

092

為愛的一針付代價：Emils

Emils 一直是筆者專頁忠實讀者，認識了傳統醫療外可保持健康的方法，6 年前開始實施零西藥生活。

疫情下陀了第 3 胎，即使孕吐也比之前舒緩和輕鬆得多，無奈懷孕後期因血色素低於正常水平，醫生要她服用鐵丸補血，到生產時醫生恐怕她流血不止，因此被要求注射子宮收縮針。

而做媽媽的惡夢就在 BB 出世後第二個月開始了：她雙手爆瘡含膿，用餐困難而且出現劇痛。由於 BB 食用母乳，針藥毒素殘留母體導致 BB 肌膚出疹子，前脛下巴、大腿、腋下等嚴重泛紅並有黃液流出，Emils 形容還有陣陣像燒焦了的藥味。

Emils 一直有服用益生菌和魚油，這時候亦有增加份量，但因因情況並無改善，脛位還出現傷口。家人開始有怨言為什麼不去看醫生拿類固醇，壓力下嚴重影響了睡眠。乖乖就範去看了西醫，但因 BB 太細，連醫生也不敢開藥，只開藥膏協助收水和修復傷口，媽媽用藥膏用到傷口收水便停止。之後決定做諮詢和進行排毒。在第一次的排毒後經歷了好轉反應，BB 的疹子爆得更厲害，但到第 3 次後便開始出現曙光。而媽媽繼續將魚油、益生菌、亞麻素按照健康顧問建議增加服用劑量，再配合 3 次顧底治療處理內在情緒，情況大有改善，終於可一覺睡到天光了。雙手爆瘡含膿情況也明顯好轉，而 BB 也一起排毒成功，兩母女皮光肉滑了！

Emils 說，當中最大的壓力是擔心自己做錯了決定，責怪自己為啥在產房沒有堅決拒絕打針。然而經過情緒排毒後，她亦明白如果當時不打針而真的出狀況便有機會照顧不到囡囡，到時情況更不受控制了，便釋懷和放下了。

　　「無論如何，要相信自己當時是出於愛而作最合適的選擇。雖然未是最理想，但總有方法排毒和處理好的！」

Emils

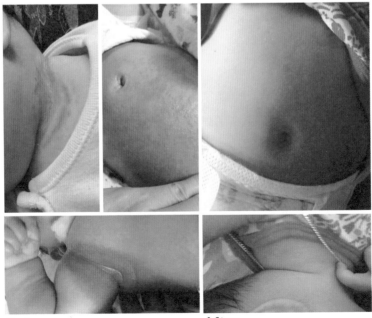

Before　　　　　　　　　After

093
被誤會自閉：Jayden

筆者接見當年 4 歲的 Jayden 前，他已初步被評估是患有自閉傾向的 SEN（特殊教育需要）小孩，已經兩年沒說話。

跟隨媽媽走進筆者辦公室一刻，Jayden 刻意把頭向下，他以為我只看見那一張很不開心扁著嘴的臉，而 沒看見他那雙又圓又黑的眼睛很不安地在偷望我。也許，他內心在憂慮媽媽又帶他去看心理醫生或者是 治療師了。

筆者簡單敘述量子諮詢的過程後，便按動電腦鍵盤上的按鈕進行分析，怎料他隨即突然大哭，而且在數 秒間變成嚎哭，哭到整張臉都是赤紅色，並開始發出凌厲的尖叫聲。媽媽頓時不知所措，筆者說：「由他哭。」繼而再跟 Jayden 說：「無問題的，你盡情放聲哭、大聲叫吧，你抑壓很久了！」他聽完這句話後，變得甚為激動，轉身用小拳頭敲打房門，然後自己開門衝出走廊去到另一個房間，站在一角面壁 一直痛哭和用小拳頭敲大那道牆。他的哭聲，是會讓人心痛的。

擾攘了 10 多分鐘，待 Jayden 略為平靜後便回到諮詢房間。媽媽把他抱在膝上，怎料他開始很煩躁地不停打媽媽。筆者問：「他從哪裡學（打人）的？」媽媽回答：「應該是跟他表哥爭玩具時學的。」當然，量子分析看到是另一回事。

其實 Jayden 內心是因為一件事心靈受到重大創傷（事件亦在諮詢期間找到出來），他失望到決定以封閉自己 – 亦包括把小嘴巴從此閉上來作無聲抗議。筆者一路按著兩隻分析結果的方向代 Jayden 把他過去兩年的心路歷程說出來，他那雙又圓又黑的眼睛又在偷偷望我，但這次是平帶點茫然，彷彿在問：「為啥妳會知道？」筆者按照分析內容繼續挖，而媽媽也很合作，誠實地回答筆者提問並把發生過的事情一一和盤托出。繼而便換了媽媽開始為她自己的童年創傷進行情緒排毒。Jayden 和媽媽進行了數次身心雙管齊下的排毒後便不需繼續清理了。

約 3 星期後，媽媽傳來喜訊說 Jayden 開始學會鸚鵡式說話（即時重複別人講話的最後幾個字），還拍了影片分享給筆者。媽媽的愛與耐心令進度一路非常理想，大概 3 個月後，媽媽上傳了一段錄音來，內容居然是 Jayden 跟著她唱《玩轉極樂園》的粵語主題曲《Remember Me》！這首由許志安唱的版本當年在小孩的圈子裡面很紅，當筆者聽到 Jayden 的歌聲一刻體驗到孩子的努力和媽媽的愛，感動到眼淚一直在流，亦為這個家庭感到很驕傲，尤其爸爸縱使在完全不明白什麼情緒排毒、量子調頻等的情況下，依然信賴及支持太太，實在是很難得的。

筆者還記得，Jayden 媽媽是其中一個最早期把量子儀器買回家裡使用的客戶。她在見到兒子有一點點進展時，便毫不猶豫相信身體和情緒排毒可以幫到，於是日日乖乖順著度身訂造的程式全天候開啟，利用頻率發射板為兒子進行調頻。那時候媽媽傳來的照片都見到 Jayden「板」不離身的呢！

在收到 Jayden 唱歌錄音後不久，筆者有一晚剛巧跟在電梯裡面遇上許志安，當時電梯裡面只有我們兩人。於是我跟他說：「你好啊！我要多謝你！我是一位自然療法醫師，最近手上有個 case 是一位兩年沒講話被懷疑自閉的小朋友。而他一開始恢復講話，就跟著你首《Remember Me》唱了！」許志安當時雙手放在心口，謙虛地說：「好感動。」

筆者把這件事貼文在 Facebook，亦輾轉傳到許志安那裡去，而他本人亦在 ig 分享了他的感想。之後，筆者更托做電台的朋友把 Jayden 唱歌那段錄音發送給許先生聽。

事隔一年之後，媽媽告訴筆者 Jayden 回到醫院復診時，當年評估 Jayden 有自閉傾向的同一位醫生跟說：「很好啊！你的孩子完全沒有自閉症跡象。」

Jayden 的故事，筆者在撰寫這文章一刻，依然眼泛淚光。男孩當日的哭聲到今天的笑聲，都是上天的禮物。

「小小的進步，對我來說是大大的鼓舞。以前 Jayden 像個惡霸，有段時間我很怕帶她出去玩。今天作為媽 媽的我好開心，因為他可以自己一個人都守規矩、學會禮讓，亦能夠跟其他小朋友開心玩耍。兒子，我們 一起努力！」

Jayden 媽媽，Chanice

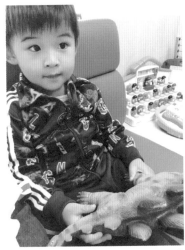

Jayden 曾經拒絕說話兩年，被誤會是個自閉症小孩

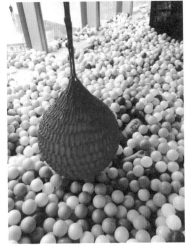

進行情緒排毒之後，Jayden 媽媽買了量子家用機回家， 用筆者度身 定做的程式，全天候板不離身進行身心排毒和調頻

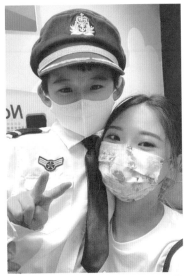

同一個診斷 Jayden 有自閉症的政府醫生於一年後正式宣布這個 可愛小男孩沒有任何自閉症症狀；如果當日 Jayden 繼續被誤會是自閉小孩，今天他和媽媽的生活會又怎樣？

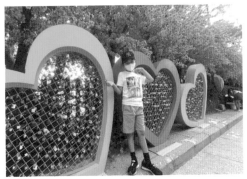

依家 Jayden 仔已經係一個青年暖男喇！

094
秒間中毒：Katie

2019 年 11 月 24 日，本來鬧鐘設定在 8 點響的。怎料，在清晨 5 點多，筆者女朋友 Katie 突然衝進房間用力把筆者推醒，用極度含糊的聲音說了句不知啥的話。在睡眼惺忪朦朦朧朧間，筆者看到她嘴巴處於一個很怪異且合不上的狀態，原來她的舌頭、面腮與眼睛已腫起來。當時勉強地隱約解讀到她說的那句話是：「我中毒啊！」

她繼續口齒不清地解釋剛才在做早餐，試味期間不到幾秒整張臉便開始發痲繼而腫脹。她一邊說一邊不停用勁地抓頸和背，然後衝進洗手間對著馬桶嘔吐。抹嘴後她說頭暈，筆者打算從後把她扶起來，但她站起來一刻已經完全乏力繼而整個人的體重墜在筆者身體上，天啊！她真的已昏過去了！還好筆者有健身習慣所以夠力站穩馬步承托。

筆者托著她的頭並把她身體平躺在地上，確保沒有任何癲癇跡象，並把她移出客廳，確保她呼吸和脈搏正常。Katie 是筆者生命中極為特別和重要的人，在這超級徬徨和混亂一刻，雖然也會害怕但卻要不停時刻提醒自己必須保持冷靜～冷靜～冷靜。腦袋極速不停轉動思考到底該報警還是做別的事情？眼前見到她用來平衡身體頻率的兩部量子器材，於是決定是相信自己專業，抽離與 Katie 之間的私人關係與情感壓力，就像平時應診那樣馬上替她進行分析然後把電極貼貼上她臉並啟動排毒程式。同時間，在她家裡找到各種平時服用的天然補充品和療癒級精油，給她服用可以幫助舒緩這個疑似中毒情況的那些包括：益生菌、蘋果膠、碘 ⋯⋯ 等等。

此時 Katie 神智已清醒過來，在量子頻率、療癒級精油和天然補充品三管齊下，加上不間斷替她進行排毒和強行灌她喝水，經過 5 小時連續打仗一樣之後，她突然說要上廁所，去了便便約 30 分鐘。實在太感動了！因為能夠順利把體內毒素排出來，就代表所有功夫都在軌道上。而這時候她已經可以自由活動，但面部的腫脹依然未退，整個人也非常疲勞，直到翌日中午才回復較正常狀態。

這次經歷對筆者來說也是畢生難忘，因為在千鈞一髮的緊急關頭絕對要做到慌而不亂，頭腦要保持異常清醒，並馬上設計出一套程序：

1. 確保安全，包括沒有任何抽蓄、呼吸和心跳等正常和盡快清醒
2. 見情況沒有進一步惡化，有高度信心處理才決定不報警
3. 馬上餵她吃大量益生菌和排毒 Supplements
4. 開動量子排毒程式
5. 不停 Google 可靠的醫學文獻和醫療網站，了解情況，作出快狠準分析及找出可能性和解救方法
6. 即時設計量子調頻程式
7. 每隔一段短時間給她服用筆者調配的療癒級精油膠囊及其它天然補充品
8. 定時不停用療癒級精油塗身體不同部位加快排毒

「因為平時有定期為身體排毒，加上絕對的信任才可以這麼快搞定 － 是要信到連命都願意交給這個人才行。」

Katie

量子頻率急救排毒實錄

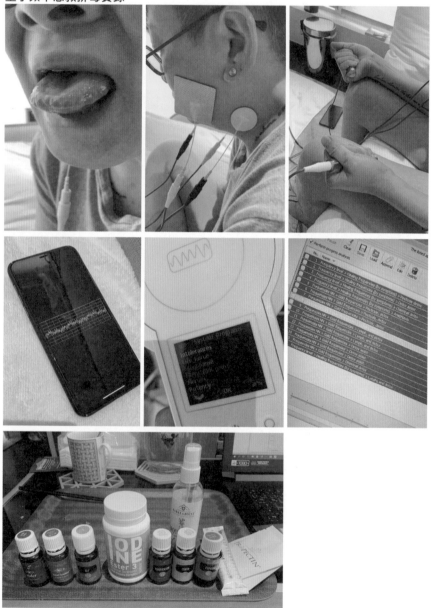

當時排毒急救用的天然健康補充品及療癒級精油

095
SEN 小孩親子身心排毒：
Kitty & Maurice

　　Maurice 是筆者接過年紀最大的 SEN 案子，當時他已經 14 歲。在大概兩歲的時候開始出現自閉徵狀，也做過各種評估來證實。令筆者痛心的是，情緒不穩時 Maurice 就會大力用拳頭打自己額頭，而且發生次數甚為頻密。

　　量子諮詢分析顯示 Maurice 體內（尤其腦部位置）有大量重金屬積聚的能量、腸胃健康嚴重失衡、還有對媽媽壓抑的情緒。

　　那天是 Maurice 媽媽 (Kitty) 和家務助理姐姐帶他來見筆者的，過程中問了媽媽許多問題，但她都會再轉問姐姐拿答案。這線索也跟 Maurice 情緒壓抑部分的分析結果吻合，於是那次諮詢便變成 Maurice 和媽媽一起做，席間把分析 Maurice 心靈和情緒層面的訊息溝通給媽媽聽，而媽媽亦馬上對兒子回應、以致道歉。其實媽媽非常愛兒子，無奈覺得自己總是無法跟他有效溝通，感到很無助和沮喪。筆者建議了幾個幫 SEN 小孩排毒的天然健康補充品，繼而也對 Maurice 的飲食作出比較大的調整。之後，媽媽也自己做了全面的分析與情緒排毒，而 Maurice 的情緒狀態亦從此大不同！

　　首先，以前都是自己躲起來的 Maurice 會主動向媽媽撒嬌，媽媽因為明白了兒子的思想與心情，因此親子時間的互動亦有相應調整。Maurice 由情緒不穩，變了個整天也在甜蜜蜜偷笑，春風得意的孩子，而大力用拳頭打自己額頭的情況大大減少。

由於相信，Kitty 於是買了台家用量子機回家每天替 Maurice 用頻率來平衡身體與情緒狀態，更令人感動是，連學校老師也主動找上媽媽問 Maurice 最近發生什麼事或者做過什麼，為啥他的表現進步了那麼多？Kitty 還引發了學校容許 Maurice 帶同量子儀器上學！Kitty 之後為家人和朋友，便乾脆買了一台價格昂貴的專業用量子儀器，筆者更陪伴她一起到國外上課。難得是 Kitty 與筆者成為了生活上互相扶持的好姊妹，攜手共同為世界多做點發自善心的事情。Kitty 已有意向運用她天賦的量子分析以及其它很多才華，無條件付出給有需要的家庭。

實在很期待更多 SEN 小孩可以生活在輕鬆和被了解的環境裡，健康快樂地成長。

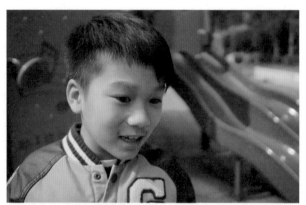

Maurice 兩歲之後開始出現自閉徵狀，從分析結果顯示跟體內積聚重金屬有關。

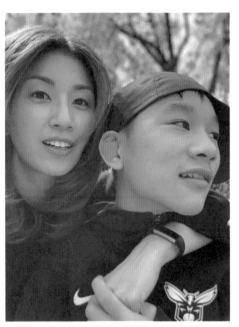

Kitty 了解 Maurice 的情緒世界後，孩子被體諒了、情緒穩定了、母子關係更親密了。

「上天安排筆者擁有一個特別的孩子，帶領筆者認識特別的人，著筆者利用特別的方法，導筆者幫助有需要的人！感恩。」

Maurice 媽媽，Kitty

096
安全瘦身圓夢：
Mr. Chow & Erica

　　筆者一直有設計安全及天然的瘦身療程給客戶，而參加者都是女性。首位出現的男性參加者，是一位非常重量級的中年男子 Mr. Chow，他體重 300 多磅，胖了超過 20 年。

　　這個案子的難度，在於職業是麵包師傅的 Mr. Chow 是一個禮拜七天都工作，完全沒有休息日的。換句話說，Mr. Chow 根本沒時間到筆者的中心進行量子調頻，更別妄想勸他抽空做做帶氧運動燃燒脂肪吧！所以一開始時，筆者與健康顧問團隊可以做的，就只是透過量子與生物共振分析了解他身體狀況，繼而再提出飲食上的建議。

　　還好 Mr. Chow 非常有決心，在飲食調節上也非常配合，尤其願意乖乖的停止他以為有助他減磅的節食計畫，並聽從起初令他有點疑惑和不解的飲食建議。因為，筆者要他做完全相反的事情，不准他節食還要他每天吃 4–5 餐，但只能按照指定餐單進行。極意外是，在沒有採取其他輔助性方法，也沒有要求他吃任何天然健康補充品的情況下，Mr.Chow 兩星期已經減掉 20 磅！他見到有結果也變得更熱血和更積極，主動提出想安排時間來做諮詢和調頻以及服用健康補充品。感恩是筆者的團隊願意加班來替他達成夢想，進度令人非常滿意！

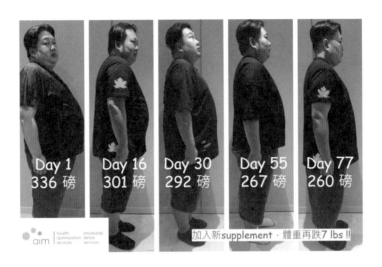

Day 1 336 磅　Day 16 301 磅　Day 30 292 磅　Day 55 267 磅　Day 77 260 磅

加入新supplement，體重再跌7 lbs !!

　　而 Erica 則是「slim dream」瘦身計畫的「白老鼠」。由被正確教育什麼是瘦身開始，到身心排毒、調節飲食、疏通經絡和用量子平衡頻率全套跟著做，期間筆者亦沒有要求她做任何運動。

　　Erica 自小學六年級參加泳隊開始，習訓後暴飲暴食開始變了小胖胖；出來工作後又用食物來減壓繼而變了大胖胖。而且她本來就生長在一個很愛吃的家庭，父母體型也屬肥胖，爸爸有糖尿病，媽亦有高血壓，因此她也擔心自己會被遺傳。量子分析顯示在 DNA 裡面的確是有潛在風險，然而，在筆者角度縱使如此也不代表就是命中註定或無法改變，因為存在 DNA 裡面的健康風險，就好像一個開關按鈕，需要各種環境因素而啟動的，所以只要令按鈕關上便行。

　　Erica 本身是個性格樂觀乖巧的女子，因此她的瘦身效果也出現得很快很理想。當她第一次終於可以穿上 M 碼衣服時，她開始貪心了，說她要一直「追」下去令自己可以盡快穿到 S 碼。此時，筆者便把她罵了一頓，提醒她本來進行「slim dream」的初心並不是這樣的。最後，3個月出來的結果也非常鼓舞，共減掉 30 多磅。而本來不愛拍照的她，也愛上拍模特兒式的擺 pose 照！

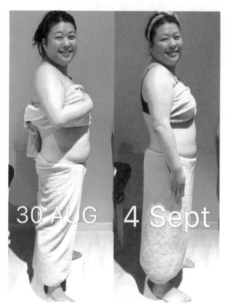

Erica 做經絡排毒的效果甚為明顯！

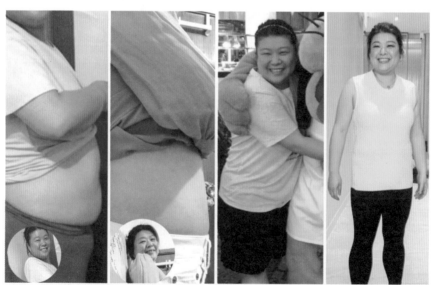

瘦身 1 個月內的成績。瘦身開始時跟 4 個月結束時的對比也確實挺大呢！

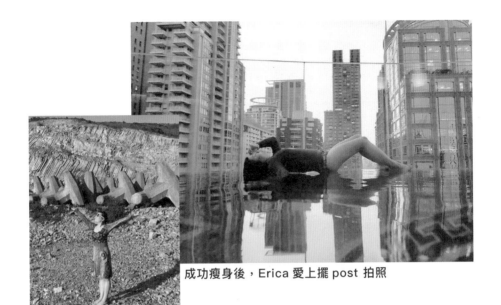

成功瘦身後，Erica 愛上擺 post 拍照

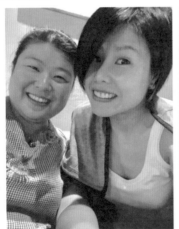
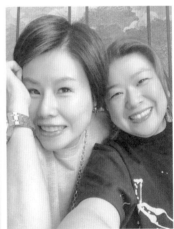

同一個 Erica 在幾年間的變化又何止是外觀，釋放情緒毒素的
她內心成長了很多

「這是筆者美麗的脫變旅程。並不是關於追求完美，而是關
乎於愛那個不完美的筆者和欣賞自己所有付出的努力。」

Erica

097
避過捱一刀：Mr. Ng

2017 年 12 月某個中午，筆者在上海，Mr.Ng 在日本。

忽然接到 Mr.Ng 傳來短訊說那邊的醫生要他馬上動手術。事緣他在日本幾天期間，肚子附近位置不停出現絞痛現象而且有增無減，結果忍不住看醫生，進行了一輪 CT 掃描以「證實」他應該是闌尾炎（香港叫「盲腸炎」）所以需要進行開刀切除手術。

筆者當時第一個反應是：一個人身在異鄉就最好不要動手術吧！

於是著他等一下，然後馬上致電香港辦公室的前台同事，教他們把量子儀器裡面屬於 Mr.5 的實時檔案開啟，並逐一拍圖上傳－這也是筆者首次進行遙距量子諮詢，而且連自己也不是在香港辦公室的儀器面前來做呢！

看完所有實時數據與分析後，發現 Mr.Ng 的確是腸道出現嚴重失衡且有 IBD（炎症性腸病）能量，但筆者不同意是闌尾炎，因為結果顯示失衡的頻率與能量跟 Crohn's Disease（克隆氏症）Ulcerative Colitis（潰瘍性結腸炎）比較相近。

跟 Mr.Ng 解釋完問：「可以馬上安排返香港嗎？」他說可以，但補充他也真的很痛。他找當地工作人員替他安排好機票，最快可以於翌日凌晨 5 點回到香港。坐著輪椅上的他臨上機前問筆者：「如果腸道在飛機爆裂了，要直接去醫院嗎？」當然要。

筆者於是安排了助理帶備預先寫好一整張清單上的東西去接 Mr.Ng 機，包括家用量子機，並解釋清楚要開動量子機裡面什麼程式進行調頻；療癒級精油，還有 5-6 款天然補充品 - 尤其要額外排走他剛照完 CT Scan 的輻射。繼而，亦安排了他在家裡用的一切：啟動多一部家用量子機，服用天然補充品及 DIY 療癒級精油排毒配方膠囊的時間表。期間筆者不停繼續遙距跟進。

回港應診時，只見可憐的 Mr.Ng 已經無力地像被釣上了陸地的一條魚，一臉痛苦地躺在沙發上偶爾發出怪叫聲，他說痛楚已減低很多，但仍是感到不舒服。筆者把其中一台量子機帶回辦公室，設定特製平衡炎症徵狀程式以配合他身體實際需要，好讓他繼續 24 小時全天候調頻使用。

翌日，痛楚已經全面減退，情況每天也有改善，但肚脹感依然嚴重。持續了 3 天，隨著他終於能把多月來嚐盡天下美酒佳餚而塞在腸道的便便排出之後正式宣佈康復。

由被診斷要開刀動手術，到 4 天之後可以繼續吃喝玩樂，這個「避過一刀必有口福」的案例真是令人鼓舞。

「我是個相信科學憑據的人，本來對量子調頻半信半疑。親身經歷過後，無話可說。總之，不要問、只要信。」

Mr.Ng

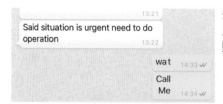

筆者在上海收到 Mr.Ng 在日本傳來訊息說那邊的醫生告訴他情況緊急需要動手術

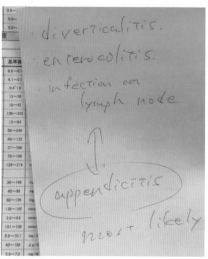

在身體檢測報告上，醫生分別寫上了 diverticulitis(大腸憩室炎)，
enterocolitis (小腸炎)，
infection on lymph node(淋巴結感染)，
繼而總結 appendicitis most likely (最有可能是闌尾炎)

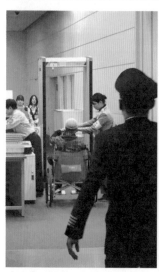

痛到要坐輪椅上飛機的 Mr.5

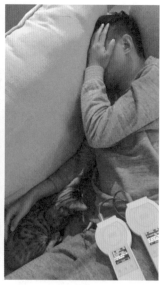

24 小時全天候量子調頻 x 天然補充品排毒 x 療癒級精油 x 貓咪陪伴，最後由醫生說需要馬上動手術，到逃過一刀完全康復，只是用了 4 天時間

098
脫離濕疹重獲自由：Pauline

Pauline 患嚴重中濕疹已經數十年，做完體內重金屬檢測後，決定於 2020 年 2 月開始由健康顧問（天傑）協助處理皮膚徵狀。

Pauline 身體出現狀況的根源是來自少年時代的重大情緒創傷，第一步需要用生物共震及健康補充品（包括蘋果膠、益生菌、魚油等）來平衡腎臟及腸。當排便開始理想之後，便正式進行工程浩大的類固醇排毒了！

於諮詢期間，亦發現 Pauline 住了超過 20 年的家一直沒重新裝修，她自己也留意到牆身及天花很多黴菌，因此已經可以斷定她患有嚴重濕疹的另一個根源，正是因為長期吸入帶有黴菌的空氣，和身體長期接觸空氣中的黴菌所致。天傑建議她正視這問題，而 Pauline 也非常信任他，搬離舊居進行大裝修工程。數月間本來她狀況已好了 8 成，怎料有天她在沒有準備任何防護措施下清理舊唱片，把所有灰塵、黴菌之類翻起，令皮膚情況再度反覆。

這次除了排毒外，需要再加入新的調頻方向（包括各種循環及平衡血液健康的程式），期間亦有用一隻日本的天然乳霜 Tom Tom Cream，而 Pauline 亦將清理家居的工作交給其他人處理。1 個多月後，手腳皮膚完全被處理好，只剩下頸後的皮膚還有狀況，而健康顧問則從喉嚨的脈輪拿到線索，發現頸後皮膚的狀況需要從情緒層面處理，1 個月後亦回覆正常。

整個排毒到康復過程花了半年時間，但真的要讚許 Pauline 是 100% 聽話乖巧。健康顧問要求做的所有，她完全配合，而且她每週進行 1 - 2 小時量子調頻，最後還決定買一台家用量子儀器回家天天盡情亨用。

　　現在，Pauline 可以重新投入吃「垃圾食物」的生活，包括久違了的油炸小食和她最懷念的冰淇淋。但當然，她只是偶爾吃來獎勵自己，吃前懂得預防，吃完懂得排毒便行了！

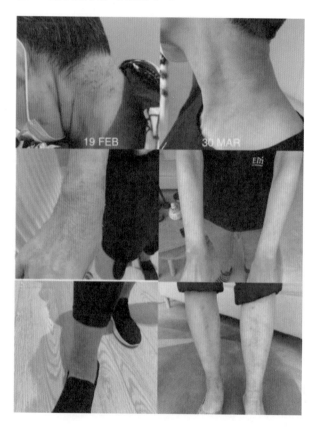

099
動物情緒排毒案例：
Wow Wow、Neta & Shari

「我叫 Wow Wow，在待領養家庭出生的花貓，於 4 個月大時被領養。

由第一日起我已被媽媽形容為『喵爆整個地球的貓』，因為我的叫聲又大聲又響亮，連續 36 日，我在凌晨 4 點到早上 11 點；以及晚上 6 點到 12 點期間就瘋狂地喵喵大叫。重重覆覆不停叫、不停食、不停跑、不停玩，但無論怎樣吃，也不覺飽，也不長肉。

媽媽感到很無助，於是在 Facebook 貼文說我是 Naughty Boy ⋯⋯

結果得到了 Auntie Winnie 的回覆，建議媽媽帶我去見她做量子諮詢。和 Auntie Winnie 見面那天很開心，因為終於有人懂得翻譯我的喵星話了！

原來我瘋狂的喵喵叫，並不完全屬於我的。由於家族中的長輩都是流浪貓，他們在逆境中求存的不安與恐懼由出生時已經在我的系統出現了。同時間，我脫離流浪的宿命，卻反令我覺得對家族愧疚；

由於我是一隻需要被確認和讚美的貓咪,所以媽媽覺得我頑皮令我更沒安全感,繼而導致我失控。而天生的不足加上後天的壓力令我腸胃系統非常失衡,我覺得很不舒服,所以不能好好吸收營養。

Auntie Winnie 替我進行情緒排毒後,回到家我便從此變了一隻安靜、平和,每晚睡香香的小花貓。

翌日,媽媽說:「WowWow 今日好唔同,好靜,叫得好斯文,但好像有少少驚,沒吃太多。」

「其實我不是驚啊,我只是擺脫了流浪貓的能量,有點不習慣而已!喵~~~」

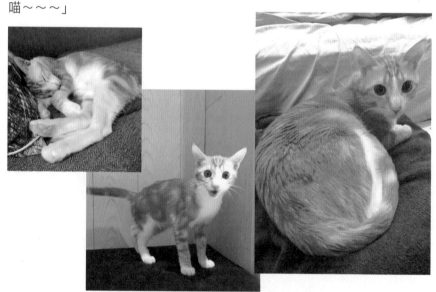

Wowow 由一隻很無安全感的花貓,做回一隻很黏媽媽的貓

Neta

「我叫 Neta，孟加拉豹貓，於 45 天大的時候被爸媽帶回家，用自然療法飼養。3 個月大的時候，我把一個貓布公仔視為女朋友，很熱情地把她戴的帽子上那 3 粒毛球（每粒約港幣五毫子大）統統吞進了肚子裡。之後分兩次把其中兩粒毛球吐了出來。但肚子裡面還有一顆，讓我很不舒服。

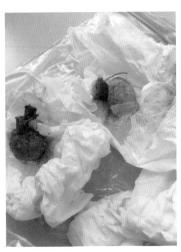

Neta 吐出來的兩顆玩具毛球

無辦法溝通我的不適，只能一臉痛苦無力地躺著，然後拒絕進食。媽媽擔心，只好帶我到獸醫那裏檢查下。獸醫說需要照 X-Ray，但要打麻醉針，和因為非常脫水而要吊鹽水。媽媽一早已有心理準備要照 X-Ray，但因為有重金屬和輻射的蘋果膠所以比較沒擔心，而鹽水主要成分是 magnesium phosphate（磷酸鎂），所以媽媽也 ok。

驗血報告指除了鉀太低之外（嘔吐後出現電解質不平衡是正常的）一切健康，亦從 X-Ray 上斷定我體內有個外來物，需要留院半天吊鹽水，獸醫讓媽媽把手提擴香機留下，用精油令我情緒安穩。傍晚媽媽接我出院時，獸醫吩咐要我吃高纖餐。但他說我腸道有機會受到感染，需要開抗生素，還說要靠我自己把這個外來物排出，否則要動手術開刀拿出來，同時也開了 Lactulose 利便藥幫助我排便。由於媽媽拒絕用西藥，於是簽了一分同意免責書 便離開了。

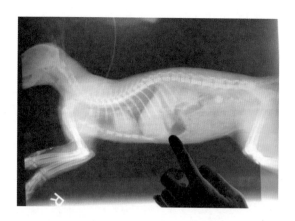

　　回家後，我精力充沛，也有心情玩。沒吃超過一天且瘋狂飢餓的我吃了接近 90g 加入了纖維 supplements 的南瓜蓉。只可惜，吃完這頓晚餐後我又感到不舒服。雖然早上拉了濕潤的靚便便，可惜卻沒有我最期待出現的玩具毛球。我好不舒服所以我發呆、不活動，不吃了。後來我吐了一次，但依然沒吐出毛球。

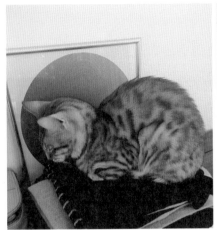
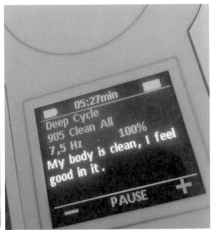

Neta 的身體很誠實,感受到家用量子機輸出療癒的頻率,一直乖乖坐著不動

媽媽於是回辦公室跟我做了個遙距的量子分析。

報告中看見我的情況沒想像中嚴重,且看不到任何有生病危險的訊息。但我有很多累積情緒(主要是對自己生氣、妒忌、壓力),身體也需要益生菌和 MSM(甲基硫醯基甲烷)。

媽媽回家後在房間跟我單獨進行情緒排毒和量子調頻。她用了 Forgiveness,Gathering 和 Idao Balsm Fir 精油,哭著和我溝通她的想法和心情,然後開動了家用量子儀器,使用了以下程式:

Clean All(意念是令異物得以被排出)59 分鐘;
Scar Balancing(意念是讓不適和喉嚨舒緩)20 分鐘;
Pain Relief(意念是減低一切痛楚)20 分鐘;
Stress Relief(意念是讓情緒紓緩)20 分鐘;

媽媽也替我做 Reiki 和氣功,那股氣一直在替我把肚子裡的異物往上推。而我則全程乖乖在量子頻率發射板前面坐著不動,接受和信任媽媽的治理和調頻。

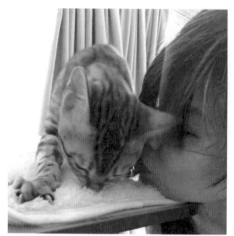
媽媽經歷了瘋狂的 90 小時，倦容滿面

過程中，媽媽曾開了一瓶「Idaho Balsm Fir」精油直接放在我鼻子前面，意念是為紓緩我的痛楚；20 分鐘後換了一瓶「Valor」精油，意念是給我勇氣；再 20 分鐘之後，換了一瓶「Release」「精油，意念是要把異物排出」。我平時很討厭直接用精油，但這次沒抗拒，只合上眼睛邊接受量子調頻邊聞好了。

在第 80 分鐘左右，媽媽用 5ml 針筒注射為我特別調製的健康補充劑進我嘴巴，我也出奇地合作全部喝掉。

最後一個量子程式完成後二分半鐘左右，我感到可以吐了！嘔吐的時候整個身體往後在半空飛來飛去，媽媽撫摸著我鼓勵說：「Neta，我知道你可以的，Come On，你可以的，Mama is here!」然後，萬眾期待的一團很大的圓形東西被吐了出來！！吐完後，無力的我安靜地縮在一旁。

媽媽再注射了一些健康補充劑給我吃，然後讓我好好休息。整個晚上靠著媽媽的臉旁睡得很甜。醒來之後，我終於康復了！

Shari

「我叫 Shari，孟加拉豹貓，是 Neta 的孖生弟弟。3 歲的時候，媽媽替我找了女朋友配種。第一個女朋友叫『百威』，我也挺喜歡她，但她的脾氣極度不友善，整天把我罵，明明也想靠近我，但轉眼又會一直罵。本來我也很耐心一直守候在她附近，但到了第四日，我感覺受傷和沮喪，然後我們分手了。

第二個女朋友叫『Ririko』，初次見面時我們已經很投契，但那時候她年紀太少，要等她長大了我們才可以談戀愛。等了幾個月之後再見面，我歡喜若狂。起初也帶著很雀躍的心情跟 Ririko 玩，但她有時候會用手手抓我戲弄我。突然間我有種失落的感覺，覺得不開心，於是開始逃避和對女朋友不瞅不睬。

媽媽立即找健康顧問檢測我情緒發生什麼事。原來我內心感到憤怒，還有恐懼、無望、缺乏愛、缺乏耐心、膽怯、防衛性強、被批評、恐慌、被討厭、被訓斥、缺乏安全、被攻擊、失敗、憤怒、不夠格、衝突、被責怪、孤單、緊張、失望和受傷。

這統統都是上次失戀而導致我有創傷後遺症。我平時很愛裝酷，而且我是隻愛面子的豹貓，即使 Ririko 只是跟我嬉戲作勢兇惡，但我却覺得再次被拒絕和感到沒有信心了。

媽媽再用量子分析了解我情緒底層在想什麼，然後跟我聊了一趟，說她明白我上次受傷害的感受，並同時解釋 Ririko 的行為讓我放下自卑的戒心。我覺得被諒解、被支持與被愛，於是重新跟 Ririko 培養感情。

　　媽媽用儀器替我進行情緒排毒，感覺是好了，跟女朋友一起相處也很高興。每天我都守候在她身旁當一個暖男，默默陪伴。雖然很想跟她幹那回事，但心情實在太緊張。再過幾天媽媽又跟我聊天，跟我說叫我放輕鬆，並鼓勵我無論怎樣我都是最好的，最後媽媽叫我容許自己放膽去交配。之後我感到自己充滿力量，就這樣，我和女朋友成功交配還要一擊即中，現在是一女孩 (Ina) 和一男孩 (Saku) 的爸爸！」

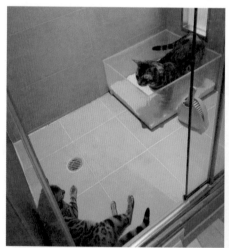

本來跟 Ririko（左）玩得好好的，但 Shari（右）上次談戀愛內心的創傷未平復，於是開始躲避和保持距離

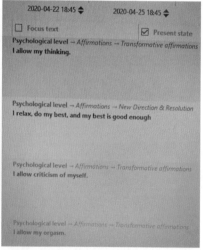

媽媽利用量子分析了解 Shari 心情，根據結果和他好好聊天和鼓勵，最後讓 Shari 敞開心扉，成功做爸爸了

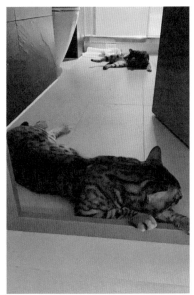

Shari(前)和 Ririko（後）成功交
配後，表現得非常疲倦。

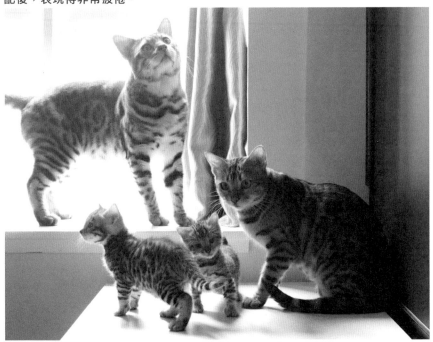

我們這一家（左至右：Shari，Saku，Ina，Ririko）

100
爛頸情緒排毒：Winnie Leung

　　這個經歷，已在《精油 100 問》一書出現過，不過因為是筆者一個太難忘的親身體驗，因此不厭其煩，再度在這本書分享。

　　事發於 2016 年 3 月上旬某天，筆者頸項突然出現了微紅色像是「皮膚過敏」的一塊。隔天，頸項另一邊對應位置又泛起微紅的一塊，之後情況在幾天之間持續發展且每況愈下，感覺猶如被灼傷，到最後更是一發不可收拾。

　　由於筆者肯定事發前後並沒有改變生活習慣，亦未曾把任何新的物質、護膚品或精油等塗在頸項上，因此從西醫角度所說我接觸到刺激性致敏源而導致「異位性皮膚炎」是不成立。然而，事發前曾連續上了一連四天密集式的療癒級精油療程應用課，那個療程說明有機會讓人情緒出現排毒狀況的，而那次共有 16 位同學參加，也許唯一合理的解釋就是情緒排毒。

　　期間用了 100% 有機的護膚品*及 Young Living 檀香精油來控制著「災情」（註：Royal Hawaiian Sandalwood^ 是唯一直接塗在患處而沒有刺痛感的精油，其他有助皮膚修復的精油於是次經歷使用時，感覺很不舒服，不能使用。）情況亦一路有好轉，不過就是停留在一個樽頸位 —皮膚表面修復，卻留下像胎記的印。

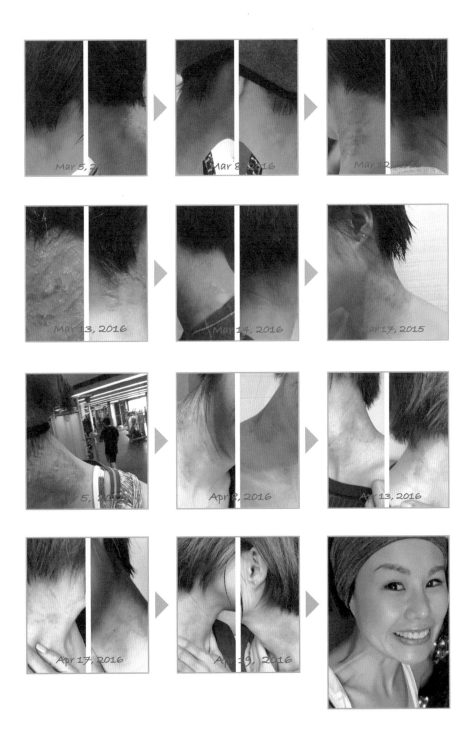

由於筆者正為將要推出的情緒與精油工作坊進行研究，而頸項上出現情緒排毒意味著我有一些溝通上的障礙、感覺缺乏信任和有口難言，於是我朝著這個方向在毫無頭緒的情況下尋找方案。

　　最後忘了是因為一件什麼事，觸發筆者跟女朋友把一直抑壓在心底的憤怒與控訴統統鬧出來，就連心底最底層從來沒有說出口的那句也說了。神奇地，翌日起床，頸項的印開始明顯減退，部分更是立即變白了！數天之後，再一次跟女朋友吵起來，這次筆者把畢生所有沒說過最骯髒的粗口也罵了出來，印象中還歇斯底里罵足整整一個小時。之後，爛頸情況竟然神奇地終於告一段落。再配合每天吃最少 9 顆 Sulfurzyme^營養補充劑和能量治療，終於迅速地好起來。

　　心病還需心藥醫，若不是筆者親身經歷了這場情緒排毒的爛頸浩劫而這樣痊癒，相信聽起來也會感覺有點匪夷所思。然而，情緒排毒是真有其事，目的就是要我們找出源頭好好面對及處理。

　　現在回想這件事，如果再度發生，除了用以上「粗口療法」外還有什麼可能性？筆者會選擇加入量子頻率調頻、內觀、家庭排列以及催眠治療。這個組合，應該是足夠全面和非常有效的了！

^YL 產品名稱
* 可跟 @ Beauty Safety Store 查詢

KEEP CALM AND DETOX TIME

Data Source, Reference and Bibliography

Chapter 01 – Detox 101 排毒入門

005　排毒有副作用？
https://en.wikipedia.org/wiki/Karl_Herxheimer
Defy Your Doctor and Be Healed C. Thomas Corriher，Sarah C. Corriher pg 264–265
C. Thomas Corriher，Sarah C. Corriher
Mosby's Medical Dictionary – E–Book，Mosby pg 838

009　排毒＝減肥？
https://www.reuters.com/brandfeatures/venture–capital/article?id=25242
https://blog.xuite.net/gn01222200/002/44011549-【轉載】好轉反應 %3D 退病反應 %3D
　　　排毒反應 %3D 瞑眩反應 %3D 治療反應 %3D 破淤現象

Chapter 02 – Things you gotta know about Heavy Metals & Radiation 認識重金屬與輻射

011　重金屬哪裏來？
https://www.pubu.com.tw/
Roberts 1999: ATSDR ToxFAQS for Arsenic
International Occupational Safety And Health Information Centre1999:ATSDRToxFAQS for Lead
Roberts 1999; ATSDR ToxFAQs for Mercury
Roberts 1999; ATSDR ToxFAQs for Aluminum
Brown 1998; Bardin et al.2000
Roberts 1999; ATSDR ToxFAQs for Cadmium
https://hk.on.cc/hk/bkn/cnt/news/20180930/bkn–20180930000306660–
　　　0930_00822_001.html

013　刷牙令人變蠢？
https://www.ncbi.nlm.nih.gov/pubmed/?term=fluoride+toxicity
https://ehjournal.biomedcentral.com/articles/10.1186/s12940–015–0003–1
https://www.facebook.com/DavidAvocadoWolfe/posts/10153638141601512:0
https://realfarmacy.com/government–admits–fluoride/

014　補牙＝中毒？
https://healthimpactnews.com/2015/the–origin–of–your–health–problems–might–
　　　actually–be–in–your–mouth/
https://www.youtube.com/watch?v=lj–51ZZpyF8&feature=youtu.be
https://www.youtube.com/watch?v=9ylnQ–T7oiA&feature=youtu.be
https://www.hugginsappliedhealing.com
It's All in Your Head: The Link Between Mercury Amalgams and Illness, Hal A. Huggins, DDS, 1984, page 3.

https://www.youtube.com/watch?v=QZuOsDcADgg

https://copublications.greenfacts.org/en/dental-amalgam/l-3/5-health-effects-
    alternative-materials.htm

016　遙遠的核輻射會毒害到筆者？

https://www.hk01.com/ 社會新聞 /11606/ 福島 5 周年 – 香港背景輻射高過日本 – 專家 –
    核污染已沉降土地

https://news.now.com/home/local/player?newsId=309843

https://www.factwire.org/.../%E5%95%8F%E9%A1%8C%E5%A3%93...

017　手機有毒？

https://www.niehs.nih.gov/health/topics/agents/emf/index.cfm?utm_source=Broken+
    Brain&utm_campaign=be2eb7f4a6-EMAIL_CAMPAIGN_2018_03_29_
    COPY_01&utm_medium=email&utm_term=0_e9a7b3b4f1-be2eb7f4a6-
    115163737&mc_cid=be2eb7f4a6&mc_eid=72061a3deb

https://www.telegraph.co.uk/news/health/8606104/Mobile-phones-cause-five-fold-
    increase-in-brain-cancer-risk.html

https://www.telegraph.co.uk/science/2018/05/02/mobile-phone-cancer-warning-
    malignant-brain-tumours-double/

https://enemigoinvisible.com/images/evidencia/electromagnetismo-baja-frecuencia/
    Biological%20effects%20from%20electromagnetic%20field%20exposure%20
    and%20public%20exposure.pdf?utm_source=Broken+Brain&utm_
    campaign=be2eb7f4a6-EMAIL_CAMPAIGN_2018_03_29_COPY_01&utm_
    medium=email&utm_term=0_e9a7b3b4f1-be2eb7f4a6-115163737&mc_
    cid=be2eb7f4a6&mc_eid=72061a3deb

Chapter 03 – V for Vaccine 疫苗熱潮

019　疫苗有害嗎？

https://www.ncbi.nlm.nih.gov/pmc/articles/PMC4718347/

https://inflanation.com/vaccines/flu-vaccine-confers10-times-the-risk-of-
    developing-alzheimers-diseas/

https://www.vaccinationcouncil.org/2012/06/13/interview-with-phd-immunologist-
    dr-tetyana-obukhanych-by-catherine-frompovich/

https://www.ncbi.nlm.nih.gov/pubmed/12184361

https://www.ncbi.nlm.nih.gov/pubmed/12184360

https://www.sciencedirect.com/science/article/pii/S0162013411001814

https://pediatrics.aappublications.org/content/pediatrics/97/3/413.full.pdf

https://www.cdc.gov/vaccinesafety/concerns/adjuvants.html

https://www.fda.gov/biologicsbloodvaccines/safetyavailability/vaccinesafety/
    ucm187810.htm

https://www.ncbi.nlm.nih.gov/pubmed/1608913

https://www.ncbi.nlm.nih.gov/pmc/articles/PMC2782734/

https://cn.nytimes.com/china/20181018/china-vaccine-fine/zh-hant/

Data Source, Reference and Bibliography

https://www.bbc.com/zhongwen/trad/chinese-news-44920324
https://www.bbc.com/zhongwen/trad/chinese-news-46848703
https://www.cosmopolitan.com.hk/entertainment/kay-voice-msgg
https://news.mingpao.com/ins/ 港聞 /article/20180208/s00001/1518060594523

020　To 打 or not to 打？
https://www.weather.gov/safety/lightning-fatalities
https://www.nws.noaa.gov/om/hazstats/resources/weather_fatalities.pdf
https://www.ncbi.nlm.nih.gov/pmc/articles/PMC4905815/
https://www.cdc.gov/measles/cases-outbreaks.html
https://www.cdc.gov/measles/downloads/measlesdataandstatsslideset.pdf
https://academic.oup.com/jid/article/189/Supplement_1/S69/2082538
https://vaxopedia.org/2018/04/15/when-was-the-last-measles-death-in-the-
　　united-states/
https://www.hrsa.gov/sites/default/files/hrsa/vaccine-compensation/data/monthly-
　　stats-march-2019.pdf
https://www.apha.org/topics-and-issues/vaccines
https://www.merck.com/product/usa/pi_circulars/m/mmr_ii/mmr_ii_pi.pdf

021　疫苗發生事故不能控告生產商？
http://content.time.com/time/health/article/0,8599,1721109,00.html
https://www.nejm.org/doi/10.1056/NEJMp0802904
https://www.webmd.com/brain/autism/news/20080306/dad-in-autism-vaccine-
case-speaks-out
https://www.hrsa.gov/vaccine-compensation/data/index.html
「Why the Government Pays Billions to People Who Claim Injury by Vaccines」 James
Hamblin, May 2019

023　mRNA 疫苗的陰謀論？
https://www.cdc.gov/coronavirus/2019-ncov/vaccines/different-vaccines/mrna.html
https://chinese.cdc.gov/coronavirus/2019-ncov/vaccines/different-vaccines/mrna.
　　html
https://www.bbc.com/news/54893437
https://youtu.be/WbWJ4xlPAkA
https://youtu.be/cwPqmLoZA4s

Chapter 04 – Toxins toxins everywhere
每天毒你多一些

024　每天墮入糖衣陷阱嗎？
https://www.telegraph.co.uk/news/health/news/11707396/Sugary-drinks-kill-
　　184000-a-year-through-diabetes-heart-disease-and-cancer.html
https://www.healthline.com/nutrition/how-much-sugar-per-day#section2
https://journals.plos.org/plosone/article?id=10.1371/journal.pone.0000698
https://doi.org/10.1371/journal.pone.0000698

https://www.davidwolfe.com/study-sugar-more-addictive-cocaine/
https://www.setn.com/News.aspx?NewsID=426455

026 每天在吃農藥嗎？

https://www.epa.gov/safepestcontrol/why-we-use-pesticides
https://www.reuters.com/investigates/special-report/who-iarc-glyphosate/
https://www.npr.org/sections/thesalt/2017/03/29/521898976/will-the-epa-reject-a-
    pesticide-or-its-own-scientific-evidence
https://www.ncbi.nlm.nih.gov/pubmed/23402800
https://www.farmworkerfamily.org/information/
https://www.ecfr.gov/cgi-bin/text-idx?c=ecfr&SID=9874504b6f1025eb0e6b67cadf9d
    3b40&rgn=div6&view=text&node=7:3.1.1.9.32.7&idno=7
https://non-gmoreport.com/articles/debunking-alternate-facts-pesticides-organic/
https://non-gmoreport.com/articles/debunking-alternate-facts-pesticides-organic/
https://www.ncbi.nlm.nih.gov/pmc/articles/PMC1637834/
https://www.ncbi.nlm.nih.gov/pmc/articles/PMC3237357/
https://www.ncbi.nlm.nih.gov/pmc/articles/PMC3706632/
https://www.theguardian.com/business/2018/jul/09/monsanto-trial-roundup-
    weedkiller-cancer-dewayne-johnson
https://www.ehn.org/monsanto-science-ghostwriting-2597869694.html
https://www.iarc.fr/en/media-centre/iarcnews/pdf/MonographVolume112.pdf
https://www.iarc.fr/en/media-centre/iarcnews/2016/glyphosate_IARC2016.php
https://civileats.com/2016/03/10/the-battle-over-the-glyphosate-herbicide-heats-
    up-as-nearly-100-scientists-weigh-in/
https://enveurope.springeropen.com/articles/10.1186/s12302-016-0070-0
https://www.bbc.com/news/world-us-canada-45152546

027 每天在飲毒水嗎？

https://ascopubs.org/doi/full/10.1200/JCO.2004.99.245
https://www.washingtonpost.com/news/energy-environment/wp/2016/03/17/its-
    not-just-flint-lead-taints-water-across-the-u-s-the-epa-says/?noredirect
    =on&utm_term=.a6ea8ce763e0
https://orientaldaily.on.cc/cnt/news/20130512/00174_001.html
https://www.organicorner.com.hk/greenblog/?p=1618
https://www.jyi.org/issue/theres-something-in-the-water-a-look-at-disinfection-
    by-products-in-drinking-water/
https://www.jyi.org/issue/theres-something-in-the-water-a-look-at-disinfection-
    by-products-in-drinking-water/
https://www.sciencedaily.com/releases/2008/06/080602103343.htm
https://www.annallergy.org/article/S1081-1206(12)00671-0/abstract
https://www.motherjones.com/environment/2014/08/case-against-chlorinated-tap-
    water/
http://www.cup.com.hk/2017/09/20/fluoride-exposure-in-utero/
If you want to remove chlorine from your water, the most low-tech solution is to fill
a glass water bottle with tap water, and then let it sit in the refrigerator open to the
air for 24 hours. During that time, the chlorine will evaporate. You can also boil your
water to remove chlorine.
These two solutions will rid your water of most of the chlorine, but they can be
inconvenient and they can also leave other pathogens behind. So for most people, the
best and easiest solution is to invest in a quality water filter.

Data Source, Reference and Bibliography

028　每天在吃亡命快餐嗎？

https://www.vancouversun.com/health/Fast+food+damage+your+brain+study/
　　　5919856/story.html
https://www.alphagalileo.org/en-gb/Item-Display/ItemId/86521?returnurl=
https://www.alphagalileo.org/en-gb/Item-Display/ItemId/86521
https://www.ncbi.nlm.nih.gov/pmc/articles/PMC3622736/
https://circ.ahajournals.org/content/126/2/182
https://www.frontiersin.org/Journal/10.3389/fpsyg.2014.00852/full
https://loop.frontiersin.org/publications/23379862
https://www.who.int/gho/ncd/risk_factors/obesity_text/en/
https://www.davidwolfe.com/10-ingredients-mcdonalds-food-sick/
https://www.forbes.com/sites/lanabandoim/2018/09/27/why-mcdonalds-got-rid-
　　　of-artificial-additives-in-its-burgers/#225cea2b50a1

029　每天在吃毒肉嘛？

https://www.fda.gov/animalveterinary/safetyhealth/productsafetyinformation/
　　　ucm257540.htm
https://www.nytimes.com/2013/05/11/health/study-finds-an-increase-in-arsenic-
　　　levels-in-chicken.html

030　每天在吸毒氣嗎？

https://www.epa.gov/indoor-air-quality-iaq/introduction-indoor-air-quality
https://www.who.int/en/news-room/fact-sheets/detail/ambient-(outdoor)-air-
　　　quality-and-health
https://www.who.int/ceh/capacity/Indoor_Air_Pollution.pdf
https://usgreentechnology.com/7-common-indoor-air-pollutants/

031　每天在吃塑膠嗎？

https://www.sciencedaily.com/releases/2018/07/180705125720.htm?utm_source=
　　　Broken+Brain&utm_campaign=ffdaf27bde-EMAIL_CAMPAIGN_2018_03_29_
　　　COPY_01&utm_medium=email&utm_term=0_e9a7b3b4f1-ffdaf27bde-
　　　115163737&mc_cid=ffdaf27bde&mc_eid=72061a3deb
https://www.medicalnewstoday.com/articles/221205.php?utm_source=Broken+Brain
　　　&utm_campaign=ffdaf27bde-EMAIL_CAMPAIGN_2018_03_29_COPY_01&utm_
　　　medium=email&utm_term=0_e9a7b3b4f1-ffdaf27bde-115163737&mc_cid=ffdaf
　　　27bde&mc_eid=72061a3deb
https://apps.who.int/iris/bitstream/handle/10665/44624/97892141564274_eng.pdf;js
　　　essionid=73A796C2F34C3144353A8ADC2CC1CDF9?sequence=1
https://www.fda.gov/Food/IngredientsPackagingLabeling/FoodAdditivesIngredients/
　　　ucm355155.htm
https://silentspring.org/sites/default/files/foodpackaging_press_release.pdf

033　每天被 GMO 改造筆者嗎？

https://sanfrancisco.cbslocal.com/2017/08/04/monsanto-ghostwriting-stanford-
　　　university-hoover-institution-fellow/
https://www.ncbi.nlm.nih.gov/pmc/articles/PMC4538578/
https://www.sciencedirect.com/science/article/pii/S1674205214605475
https://en.wikipedia.org/wiki/Crop_desiccation

034　飲奶有毒？
https://www.ncbi.nlm.nih.gov/pmc/articles/PMC3141390/
https://www.ncbi.nlm.nih.gov/pubmed/18584476
https://www.ncbi.nlm.nih.gov/pubmed/18584476
https://www.ncbi.nlm.nih.gov/pubmed/12540414
https://www.annualreviews.org/doi/abs/10.1146/annurev.genet.37.110801.143820
https://www.sciencedirect.com/science/article/pii/S0002822300001620
https://jamanetwork.com/journals/jamapediatrics/fullarticle/1149502
https://www.ncbi.nlm.nih.gov/pubmed/9022546
https://drhyman.com/blog/2010/06/24/dairy-6-reasons-you-should-avoid-it-at-a
　　　ll-costs-2/
https://nutritionfacts.org/topics/lactose/
https://www.ncbi.nlm.nih.gov/pubmed/17704029
https://www.ncbi.nlm.nih.gov/pubmed/23492346
http://thekindlife.com/blog/2013/01/why-milk-is-harmful-by-dr-neal-barnard/

035　麵包有毒？
https://topick.hket.com/article/2138562/
https://topick.hket.com/article/2139482/
https://podcast.rthk.hk/podcast/item_epi.php?pid=244&lang=zh-CN&id=14860

036　家裡有毒？
https://www.bbc.co.uk/news/science-environment-43084642
https://science.sciencemag.org/content/359/6377/760
https://www.thoracic.org/about/newsroom/press-releases/resources/women-
　　　cleaners-lung-function.pdf
https://www.newsweek.com/cleaning-products-increase-risk-chronic-lung-
　　　disease-asthma-663175

038　健康早餐從不健康？
https://www.consumer.org.hk/ws_chi/news/press/498/butter-and-margarine.html
https://www.anonews.co/the-list-of-foods-and-products-that-have-tested-
　　　positive-for-monsantos-carcinogenic-glyphosate/
https://hk.on.cc/tw/bkn/cnt/news/20160526/bkntw-20160526145345385-0526_0401
　　　1_001.html
040　吃蔬果就安全？
https://www.ewg.org/foodnews/dirty-dozen.php
https://www.ewg.org/foodnews/clean-fifteen.php

Chapter 05 – Detox Made Easy 簡易排毒法門_____

057　排毒首選吃沙拉？
https://nutritionfacts.org/video/raw-food-nutrient-absorption-3/
https://www.frontiersin.org/articles/10.3389/fpsyg.2018.00487/full
https://www.ncbi.nlm.nih.gov/pubmed/19397724

Data Source, Reference and Bibliography

https://www.ncbi.nlm.nih.gov/pubmed/18950181
https://www.ncbi.nlm.nih.gov/pubmed/11238815
https://onlinelibrary.wiley.com/doi/abs/10.1002/jsfa.2740610415
https://pubs.acs.org/doi/abs/10.1021/jf048128d
https://www.ncbi.nlm.nih.gov/pubmed/24679802
https://www.researchgate.net/publication/230011625_Antioxidant_properties_of_raw_
    and_cooked_spears_of_green_asparagus_cultivars
https://www.ncbi.nlm.nih.gov/pmc/articles/PMC2801999/
https://pubs.acs.org/doi/abs/10.1021/jf0115589?prevSearch=rui+hai+liu&searchHistor
    yKey=
https://www.pcrm.org/health/cancer-resources/ask/ask-the-expert-cooking-foods
https://www.ncbi.nlm.nih.gov/pubmed/19397724
https://www.ncbi.nlm.nih.gov/pubmed/19397724

058　吃纖維＝排毒？
https://www.ncbi.nlm.nih.gov/pmc/articles/PMC1713264/
https://academic.oup.com/annonc/article/23/6/1394/170112
http://pediatrics.aappublications.org/content/early/2016/01/28/peds.2015-1226
http://www.pcrm.org/sites/default/files/pdfs/health/dietary-fiber-checklist.pdf

062　DIY 蔬果汁有用嗎？
https://www.drugs.com/drp/metamucil-smooth-texture-powder-sugar-free-
    regular-flavor.html

063　經典檸檬水排毒？
https://www.alwaysnewyou.com/beautiful_you/celebrity_tips/the-celebrity-master-
    cleanse.html
https://www.mnn.com/food/healthy-eating/photos/7-celebrity-detox-diets/master-
    cleansesupply

067　葡萄柚排毒瘦身？
https://www.ncbi.nlm.nih.gov/pubmed/16579728
https://www.ncbi.nlm.nih.gov/pubmed/17622247
https://www.ncbi.nlm.nih.gov/pubmed/24881818
https://www.ncbi.nlm.nih.gov/pmc/articles/PMC2147024/

073　精油之父 Gary Young 排毒餐單？
Essential Oils desk reference 6th Edition, page 440-441.
Life Sciemce Publishing 2014 USA

077　排毒要向 X- 光說不？
http://edition.cnn.com/2011/HEALTH/03/31/ep.airport.scanners/index.html

080　情緒毒素是如何煉成的？
https://www.dailymail.co.uk/health/article-3087845/We-pooing-wrong-claims-
    scientist-says-squatting-NOT-sitting.html
https://www.squattypottyaustralia.com/basic-human-anatomy-info-page/

Chapter 06 – Emotions Detox 情緒排毒

082 情緒藏在器官裡？
https://www.businesstoday.com.tw/article/category/80407/post/201712260017/
別懷疑 %20 你的宇宙是你的意識創造的

083 情緒藏在器官裡？
Hammer L.; (2005 2nd edition). Dragon Rises, Red Bird Flies: Psychology and Chinese Medicine. Seattle: Eastland Press
Chinese Medicine And Psychiatry by Flaws and Lake (2001)
https://www.onlineholistichealth.com/food-and-emotions-from-a-traditional-chinese-medicine-perspective/
https://www.sakara.com/blogs/mag/116573893-the-root-of-emotional-imbalance-according-to-your-organs
https://www.shen-nong.com/eng/principles/sevenemotions.html — 032
https://www.shen-nong.com/eng/principles/sevenemotions.html#032
https://www.pnas.org/content/111/2/646

087 日常情緒排毒法？
https://www.thewilderroute.com/tree-hugging/
https://www.bbc.com/news/blogs-news-from-elsewhere-52280134
https://www.reuters.com/article/us-health-coronavirus-israel-trees-idUSKCN24E18K
https://isha.sadhguru.org/ca/en/wisdom/video/walking-barefoot-improves-health?gclid=CjwKCAjwmeilBhA6EiwA-
https://www.washingtonpost.com/lifestyle/wellness/could-walking-barefoot-on-the-grass-improve-your-health-the-science-behind-grounding/2018/07/05/12de5d64-7be2-11e8-aeee-4d04c8ac6158_story.html
Chevalier, G., Sinatra, S. T., Oschman, J. L., Sokal, K., & Sokal, P. (2012). Earthing: health implications of reconnecting the human body to the Earth's surface electrons. Journal of environmental and public health, 2012, 291541. https://doi.org/10.1155/2012/291541
Chevalier, G., Sinatra, S. T., Oschman, J. L., & Delany, R. M. (2013). Earthing (grounding) the human body reduces blood viscosity-a major factor in cardiovascular disease. Journal of alternative and complementary medicine (New York, N.Y.), 19(2), 102—110. https://doi.org/10.1089/acm.2011.0820
Oschman, J. L., Chevalier, G., & Brown, R. (2015). The effects of grounding (earthing) on inflammation, the immune response, wound healing, and prevention and treatment of chronic inflammatory and autoimmune diseases. Journal of inflammation research, 8, 83—96. https://doi.org/10.2147/JIR.S69656
Sokal, P., & Sokal, K. (2011). The neuromodulative role of earthing. Medical hypotheses, 77(5), 824—826. https://doi.org/10.1016/j.mehy.2011.07.046
https://www.the-chiropractors.co.uk/resources/health-articles/kick-off-your-shoes-the-benefits-of-walking-barefoot/
https://www.mindbodygreen.com/0-9099/the-surprising-health-benefits-of-going-barefoot.htmluaeFRJgl1cxx8aHK9gk3_dZVGMgAjWu6htF_FIZxmanebo2zP3zXPEUkxoCJlcQAvD_BwE

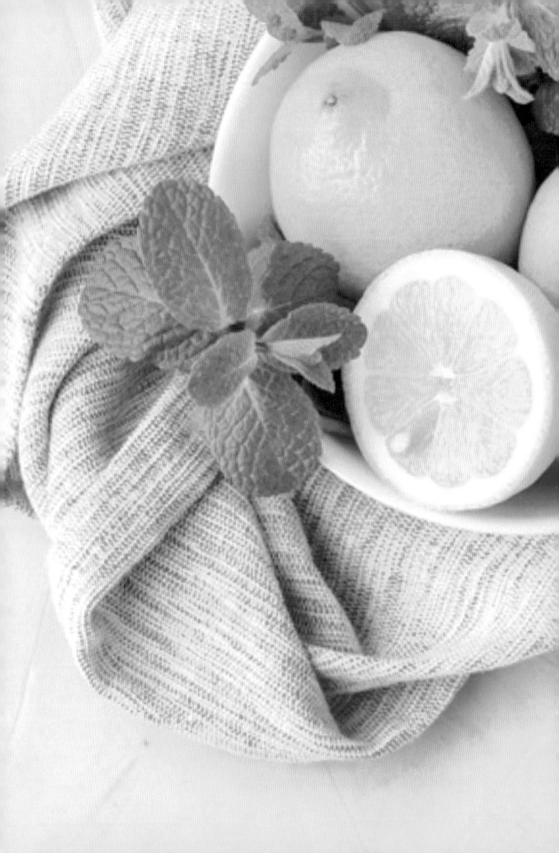

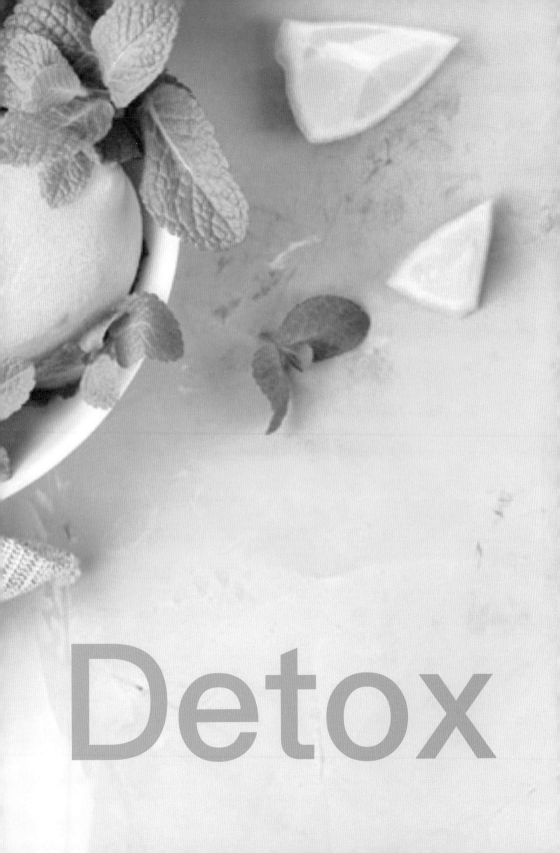

Detox